Hefte zur Unfallheilkunde
Beihefte zur Zeitschrift „Der Unfallchirurg"

Herausgegeben von:
J. Rehn, L. Schweiberer und H. Tscherne

176

Eckhart Böhm

Chronische posttraumatische Osteomyelitis

Morphologie und Pathogenese

Mit 49 Abbildungen und 23 Tabellen

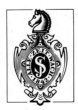

Springer-Verlag
Berlin Heidelberg New York Tokyo

Reihenherausgeber

Prof. Dr. Jörg Rehn
Mauracher Straße 15, D-7809 Denzlingen

Prof. Dr. Leonhard Schweiberer
Direktor der Chirurgischen Universitätsklinik München-Innenstadt
Nußbaumstraße 20, D-8000 München 2

Prof. Dr. Harald Tscherne
Medizinische Hochschule, Unfallchirurgische Klinik
Konstanty-Gutschow-Straße 8, D-3000 Hannover 61

Autor

Priv.-Doz. Dr. Eckhart Böhm
Institut für Pathologie der Krankenhäuser des Märkischen Kreises
Paulmannshöher Str. 21, D-5880 Lüdenscheid

Diese Untersuchungen wurden mit Unterstützung des
Hauptverbandes der Gewerblichen Berufsgenossenschaften e.V. Bonn
durchgeführt

ISBN 3-540-15918-5 Springer-Verlag Berlin Heidelberg New York Tokyo
ISBN 0-387-15918-5 Springer-Verlag New York Heidelberg Berlin Tokyo

CIP-Kurztitelaufnahme der Deutschen Bibliothek. Böhm, Eckhart: Chronische posttraumatische Osteomyelitis: Morphologie u. Pathogenese / Eckhart Böhm. – Berlin; Heidelberg; New York; Tokyo : Springer, 1986.
(Hefte zur Unfallheilkunde; 176)
ISBN 3-540-15918-5 (Berlin ...)
ISBN 0-387-15918-5 (New York ...)
NE: GT

Das Werk ist urheberrechtlich geschützt. Die dadurch begründeten Rechte, insbesondere die der Übersetzung, des Nachdruckes, der Entnahme von Abbildungen, der Funksendung, der Wiedergabe auf photomechanischem oder ähnlichem Wege und der Speicherung in Datenverarbeitungsanlagen bleiben, auch bei nur auszugsweiser Verwertung vorbehalten. Die Vergütungsansprüche des § 54, Abs. 2 UrhG werden durch die 'Verwertungsgesellschaft Wort', München, wahrgenommen.

© by Springer-Verlag Berlin Heidelberg 1986
Printed in Germany.

Die Wiedergabe von Gebrauchsnamen, Handelsnamen, Warenbezeichnungen usw. in diesem Buch berechtigt auch ohne besondere Kennzeichnung nicht zu der Annahme, daß solche Namen im Sinne der Warenzeichen- und Markenschutz-Gesetzgebung als frei zu betrachten wären und daher von jedermann benutzt werden dürften.

Produkthaftung: Für Angaben über Dosierungsanweisungen und Applikationsformen kann vom Verlag keine Gewähr übernommen werden. Derartige Angaben müssen vom jeweiligen Anwender im Einzelfall anhand anderer Literaturstellen auf ihre Richtigkeit überprüft werden.

Druck- und Bindearbeiten: Beltz Offsetdruckerei, Hemsbach/Bergstr.
2124/3140-543210

Geleitwort

Während früher die Osteomyelitis hauptsächlich als endogene, hämatogene Erkrankung des Kindes- und Jugendalters auftrat, handelt es sich in den letzten Jahrzehnten immer mehr um eine exogene, posttraumatische Osteomyelitis. Heute besteht durchaus die Möglichkeit, eine akute hämatogene Osteomyelitis durch eine entsprechende antibiotische Therapie zur Ausheilung zu bringen, wogegen eine erfolgreiche Behandlung der chronischen in der Regel posttraumatischen Osteomyelitis auch heute noch ein ganz besonders schwerwiegendes Problem darstellt. Eine der Voraussetzungen für die Beurteilung der heute angewandten verschiedenen therapeutischen Wege ist die genaue Kenntnis der Morphologie der chronischen posttraumatischen Osteomyelitis.

In dem ältesten Unfallkrankenhaus der Welt, den Berufsgenossenschaftlichen Krankenanstalten „Bergmannsheil" Bochum — Universitätsklinik — wurden und werden eine große Zahl posttraumatischer Osteomyelitiden behandelt.

Durch diesen Tatbestand, besonders aber auch angeregt durch die enge Zusammenarbeit mit meinem chirurgischen Kollegen und Freund Herrn Professor Dr. Jörg Rehn, haben wir im Jahr 1965 begonnen, uns systematisch mit der allgemeinen und speziellen Pathologie der akuten und chronischen Osteomyelitis und deren Krankheitsbildern auseinanderzusetzen. Im Rahmen dieser Untersuchungen hat sich Eckhart Böhm seit vielen Jahren mit dem umfangreichen Beobachtungsgut unseres Instituts eingehend beschäftigt und konnte so eine besondere „Kennerschaft" erreichen. Aus diesem Grunde ist es von meinem langjährigen Mitarbeiter Herrn Privatdozent Dr. E. Böhm besonders verdienstvoll, die zusammengetragenen morphologischen Erfahrungen im Hinblick auf die verschiedenen klinischen Erscheinungsformen der chronischen Osteomyelitis kritisch dargestellt zu haben, um so insbesondere die Zusammenhänge zwischen den verschiedenen klinischen Bildern und der Morphologie der chronischen posttraumatischen Osteomyelitis sichtbarer zu machen.

Bad Honnef, im Juli 1985　　　　　　　　　　　　　　　　　　　　　　　　　　G. Könn

Danksagung

Die Berufsgenossenschaftlichen Krankenanstalten „Bergmannsheil" Bochum sind seit Jahrzehnten auch ein Zentrum zur Behandlung der chronischen Osteomyelitis. Daraus entsteht für die dort tätigen Pathologen die Möglichkeit, sich intensiv mit allen Aspekten dieser Erkrankung auseinanderzusetzen.

Meinem früheren Lehrer, Herrn Professor Dr. G. Könn, verdanke ich die entscheidenden Anregungen zu diesem Thema. Viele wichtige Gespräche mit ihm sowie seine kritischen Anmerkungen haben meine Arbeit sehr gefördert.

Für eine sinnvolle pathologisch-anatomische Untersuchung ist die Zusammenarbeit mit der Klinik entscheidend. Ich bin deshalb Herrn Professor Dr. J. Rehn und Herrn Professor Dr. G. Hierholzer dankbar, daß sie meine Arbeit durch Bereitstellung aller klinischen Unterlagen unterstützt haben. Den Herren Priv.-Doz. Dr. Hörster und Priv.-Doz. Dr. Müller danke ich für die Hilfe bei der Analyse der klinischen Unterlagen. Nur so kann eine Gegenüberstellung klinischer und pathologisch-anatomischer Befunde tragfähig sein.

Weiterhin möchte ich besonders Frau Dr. G. Reißig danken, die mich bei den statistischen Untersuchungen beraten und mir sehr geholfen hat.

Die Herstellung von Schnitten und Schliffen nicht entkalkten Knochengewebes sowie die Anfertigung makroskopischer und mikroskopischer Angiogramme erfordert eine große Sachkenntnis und Geschicklichkeit. Hier bin ich Frau U. Rogge und Frau Chr. Peika-Neumann sowie Herrn W. Sommer zu besonderem Dank verpflichtet.

Der Hauptverband der Gewerblichen Berufsgenossenschaften hat diese Arbeit finanziell gefördert. Auch ihm möchte ich an dieser Stelle Dank sagen.

E. Böhm

Inhaltsverzeichnis

1	Einleitung	1
2	Fragestellung	5
3	Patientengut	7
4	Untersuchungsmethoden	9
5	Morphologische Grunderscheinungsformen der posttraumatischen Osteomyelitis (einschließlich angiologischer Befunde)	13
5.1	Akute Osteomyelitis	13
5.2	Chronische Osteomyelitis	19
5.2.1	Histologischer Aufbau der chronischen posttraumatischen Knochenentzündung	19
5.2.2	Feingewebliche Einteilung der chronischen posttraumatischen Osteomyelitis	23
5.2.3	Angiologische Befunde	28
6	Bedeutung der Einteilung der posttraumatischen Osteomyelitis nach histologischen Kriterien für die Beurteilung des Verlaufs	35
7	Systematische Darstellung der Morphologie der Sonderformen, der Komplikationen sowie der lokalen Behandlungsfolgen der posttraumatischen Knocheninfektion	41
7.1	Mikroskopische und makroskopische Sonderformen	41
7.1.1	Plasmazelluläre Osteomyelitis	41
7.1.2	Bohrlochosteomyelitis	42
7.1.3	Knocheninfektion im Zusammenhang mit der Verbundosteosynthese	42
7.1.4	Amputationsstumpfosteomyelitis	45
7.1.5	„Tumorförmige" Osteomyelitis	46
7.1.6	Posttraumatische Knocheninfektion im Zusammenhang mit der Osteochondrodysplasie	46
7.2	Komplikationen der chronischen posttraumatischen Osteomyelitis	48
7.2.1	Lokale Komplikationen	48
7.2.2	Allgemeine Komplikationen	55
7.3	Lokal behandelte chronische posttraumatische Osteomyelitis	57
7.3.1	Gentamycin-PMMA-Kugeln	57
7.3.2	„Eigenblutantibiotikaplombe"	58
7.3.3	Spongiosatransplantation	58
7.3.4	Spalthauttransplantation	64

8	**Ursachen der Chronizität der posttraumatischen Osteomyelitis**	67
8.1	Statistische Untersuchungen	67
8.1.1	Aufschlüsselung des Untersuchungsgutes von 355 Patienten mit chronischer posttraumatischer Osteomyelitis	67
8.1.2	Statistische Häufigkeitsuntersuchungen verschiedener klinischer, pathologisch-anatomischer und bakteriologischer Parameter	75
8.2	Morphologische Untersuchungen	87
8.2.1	Histologische Befunde	87
8.2.2	Angiologische Befunde	90
9	**Diskussion der eigenen Befunde**	93
9.1	Möglichkeiten und Grenzen von bioptischen Untersuchungen bei posttraumatischer Osteomyelitis in der Humanpathologie	93
9.2	Histologische Einteilung der chronischen posttraumatischen Knocheninfektion und ihre Bedeutung im Rahmen von Verlaufsbeobachtungen	95
9.3	Statistische Untersuchungen	97
9.3.1	Aufschlüsselung der eigenen 355 Fälle mit chronischer posttraumatischer Osteomyelitis	97
9.3.2	Gegenüberstellung der klinischen, pathologisch-anatomischen und bakteriologischen Parameter und ihre Beziehung zum histologischen Verlauf der chronischen posttraumatischen Osteomyelitis	100
9.4	Morphologische und angiologische Untersuchungen	102
10	**Zusammenfassung der Ergebnisse**	107
	Literaturverzeichnis	111
	Sachverzeichnis	121

1 Einleitung

Das Spektrum der hämatogenen unspezifischen, der exogenen fortgeleiteten und der exogenen posttraumatischen Osteomyelitis hat sich in den letzten 5 Jahrzehnten grundlegend geändert. So war die *hämatogene Osteomyelitis* in der *vorantibiotischen Ära* durch eine hohe Mortalität gekennzeichnet [62, 114, 153, 170, 198], die in der akuten Phase zwischen 10 und 20% bei Patienten aller Altersgruppen lag [114], die jedoch 32% erreichte, wenn ausschließlich die Mortalität der Säuglinge errechnet wurde [62].

Für die *antibiotische Ära* errechneten Hecker et al. [62] bei Säuglingen eine Letalität von 8,2%.

Im Sektionsgut ging der Anteil der hämatogenen Osteomyelitis vor und nach antibiotischer Behandlung nach Doerr et al. [40] von 0,28 auf 0,15%, nach Lennert [102] von 0,42 auf 0,11% zurück. Im Sektionsgut von Siebenmann [163] fand sich von 1964 bis 1969 kein Todesfall mit hämatogener Osteomyelitis.

Durch die Zunahme der Verkehrsunfälle, häufig mit Frakturen und nachfolgender Osteosynthese sowie der gestiegenen Zahl der orthopädischen, also nicht traumatischen Knochenoperationen sowie der Zunahme der traumatischen und nichttraumatischen Weichteilverletzungen haben die beiden anderen Formen der Knocheninfektion, die früher selteneren *exogenen Knochenentzündungen* zahlenmäßig mehr und mehr an Bedeutung gewonnen, so daß die exogene Osteomyelitis heute ganz im Vordergrund steht [6, 10, 51, 70, 79, 94, 101, 102, 111, 117, 123, 131, 134, 148, 190, 191].

Der Anteil der exogen-fortgeleiteten und der exogen-postraumatischen Knocheninfektion schwankt je nach Zusammensetzung des Patientengutes. Er reicht für die fortgeleitete Knochenentzündung von 14,2% bei Plaue [131] bis 36,7% bei Waldvogel et al. [190].

Entsprechend schwankt der Anteil der posttraumatischen Knocheninfektion zwischen 63,3% [131] und 85,8% [190].

Im Obduktionsgut von Lennert [102] verringerte sich die Zahl der Verstorbenen mit fortgeleiteter Osteomyelitis von 29 auf 11 im Beobachtungszeitraum von 1930 bis 1943 bzw. von 1950 bis 1963. Zur gleichen Zeit stieg die Zahl der Verstorbenen mit posttraumatischer Knocheninfektion von 5 auf 18.

Noch in der ersten Hälfte unseres Jahrhunderts bildete in Friedenszeiten die direkte Wundinfektion nach Traumen nur selten die Ursache einer eitrigen Osteomyelitis [99, 100, 153, 170, 183]. Lauche [100] rechnet — wohl wegen der Seltenheit des Krankheitsbildes — infizierte Knochenbrüche zu den besonderen Heilverläufen der Zusammenhangstrennungen der Knochen, nicht zur Osteomyelitis.

In Kriegszeiten mußte jedoch schon immer mit einem hohen Anteil von Infektionen nach Knochenverletzungen gerechnet werden. So kamen im 1. Weltkrieg auf 5,5 Mio. Verwundete 18,9 Schußfrakturen, und Perthes errechnete bei 1000 Schußfrakturen der Extremitäten 70% Infektionen, davon 45% schwere Entzündungen (zit. nach [49]). Auch im 2. Weltkrieg wurde die posttraumatische Osteomyelitis häufig beobachtet, wenn nicht amputiert wurde [53].

In unseren Tagen muß nach Probst [135] bei 3,5—7% aller chirurgischen Knochenoperationen mit einer posttraumatischen Osteomyelitis gerechnet werden.

So unterschiedlich wie die Häufigkeit der 3 Formen der Knocheninfektion ist ihre *Ätiologie*. Bei der Entstehung der *hämatogenen Osteomyelitis* spielen u. a. allergisch-hyperergische Vorgänge [59, 102, 187, 190], besonders aber Unterschiede in der Gefäßversorgung der Röhrenknochen des wachsenden und ausgereiften Skelettes eine Rolle [102, 163, 178, 184]. Hingegen wird nach Holland u. Mohri [74] eine hämatogene Osteomyelitis durch mehrfache geringe Gaben von Staphylococcus aureus erzeugt. Zur Entstehung der hämatogenen Knochenentzündung sind nach Meinung der zuletzt genannten Autoren weder äußere Lokalisationsfaktoren noch eine bestimmte allergisch-hyperergische Reaktionsbereitschaft notwendig. Eine Begünstigung einer hämatogenen Osteomyelitis durch ein Weichteiltrauma ist selten. Staemmler und Eylau [166] haben experimentell bei 4 von 16 Ratten eine hämatogene Osteomyelitis durch örtliche Weichteilschädigung und intravenöse Injektion von Staphylococcus aureus erzeugt. Beim Menschen ist eine hämatogene Osteomyelitis nach geschlossener, nicht operativ versorgter Knochenfraktur dagegen selten [166].

Die *fortgeleitete* Osteomyelitis geht überwiegend von Dekubitalulzera aus, die auf dem Boden einer schweren Grunderkrankung, wie einer fortgeschrittenen Arteriosklerose oder einer Querschnittslähmung entstanden sind. Die Ätiologie der fortgeleiteten Knochenentzündung steht also in mittelbarem Zusammenhang – als Komplikation – mit einer weiteren, häufig fortgeschrittenen Grunderkrankung.

Bei der Entstehung der *posttraumatischen* Osteomyelitis spielen einerseits das Trauma mit offener bzw. geschlossener Fraktur und nachfolgender Osteosynthese und andererseits die sekundäre Wundinfektion die entscheidende Rolle. Weiterhin sind die Knochennekrosen, die meistens mit der Knochenfraktur einhergehenden Weichteilschäden, die Instabilität, die Abwehrlage sowie die Art des Keimbefalles von großer pathogenetischer Bedeutung [29, 52, 79, 94, 102, 117, 148, 163].

Aber nicht nur bezüglich der Häufigkeit und der Ätiologie, sondern auch in einem 3. Punkt weichen die 3 Formen der Knocheninfektion z. T. voneinander ab: Bei der hämatogenen Osteomyelitis steht zu Beginn die allgemeine Erkrankung, die Bakteriämie, im Vordergrund. Erst dann entwickelt sich in der Folge die „lokalisierte" Erkrankung, die Osteomyelitis. Bei der fortgeleiteten und bei der posttraumatischen Knocheninfektion beherrscht am Anfang der Lokalbefund das Krankheitsbild – von der Grunderkrankung bei der fortgeleiteten Osteomyelitis abgesehen. Diese „lokale" Osteomyelitis kann durch eine allgemeine Infektion kompliziert werden [94, 110].

Was die *Lokalisation* betrifft, so wird diese bei der fortgeleiteten Osteomyelitis von Art und Ausmaß der Grunderkrankung wesentlich mitbestimmt und unterscheidet sich deshalb von den beiden übrigen Formen der Knocheninfektion. Bei der hämatogenen und posttraumatischen Osteomyelitis sind – obwohl von unterschiedlicher Ätiologie – die unteren Extremitäten am häufigsten betroffen [65, 93, 100, 183]. Bei der hämatogenen Knocheninfektion ist es die besondere Blutversorgung der schnell wachsenden Röhrenknochen, bei der posttraumatischen Osteomyelitis die Häufigkeit der Frakturen im Ober- und Unterschenkel, die dieser Gemeinsamkeit zugrunde liegen.

Allen 3 Folgen der Knocheninfektion sind die *histologischen* Veränderungen gemeinsam. Es gibt keine feingeweblichen Besonderheiten, die es erlauben, in einem histologischen Schnittpräparat die (unspezifische) hämatogene von der posttraumatischen oder der fortgeleiteten Knocheninfektion abzugrenzen [88, 94, 131].

Während also die hämatogene Osteomyelitis durch die Antibiotikabehandlung weitgehend aus dem Gesichtskreis der Chirurgen und Pathologen verschwunden ist, beherrscht heute die exogene Osteomyelitis, besonders in ihrer posttraumatischen Form, ganz überwiegend das chirurgische und pathologisch-bioptische Beobachtungsgut. Die vorliegenden Untersuchungen setzen sich deshalb fast ausschließlich mit der chronischen posttraumatischen Knocheninfektion auseinander.

2 Fragestellung

Klinisch stand bis weit in die 60er Jahre die *hämatogene* Osteomyelitis ganz im Vordergrund [62, 114]. Dementsprechend beschäftigten sich auch die zusammenfassenden Darstellungen von pathologisch-anatomischer Seite ganz überwiegend mit dieser Form der Knochenentzündung [100, 102, 163]. Bei den vorliegenden Untersuchungen sollten deshalb zunächst die morphologischen Grunderscheinungsformen der *posttraumatischen* Osteomyelitis dargestellt werden. Neben den mikroskopischen Befunden ist dabei besonderer Wert gelegt auf eine Korrelation pathologisch-anatomischer und klinischer Röntgenbilder bzw. makroskopischer Befunde.

Klinisch und pathologisch-anatomisch ist die posttraumatische Knocheninfektion durch ein sehr wechselvolles Bild und einen oftmals sehr langen Krankheitsverlauf gekennzeichnet. Von *klinischer* Seite besteht deshalb großes Interesse an reproduzierbaren Untersuchungen und Befunden, mit denen der Krankheitsverlauf der chronischen posttraumatischen Knochenentzündung genauer zu präzisieren und zu objektivieren ist, um so ggf. verschiedene Behandlungsmethoden miteinander vergleichen zu können und den u. U. jahrzehntelangen Verlauf der posttraumatischen Osteomyelitis mit den möglichen Komplikationen zu vermeiden. In diesem Zusammenhang sind besonders die z. T. recht umfangreichen Untersuchungen von Ring et al. [143], Müller u. Biebrach [124] sowie Schütz [156] zu erwähnen.

Von *morphologischer* Seite haben Kreuscher u. Hueper [96] Veränderungen des oberflächlichen Granulationsgewebes über einem osteomyelitischen Herd herangezogen, um histologisch den Verlauf der chronischen Knocheninfektion zu prüfen. Sie stützten sich dabei jedoch auf nur wenige Beobachtungen und haben bei ihren Untersuchungen überwiegend das Weichteilgewebe, weniger das Knochengewebe berücksichtigt.

Bei *unseren* histologischen Untersuchungen im Zusammenhang mit der chronischen Osteomyelitis hat sich immer wieder gezeigt, daß bei einzelnen Patienten die Knochennekrosen und eitriges Granulationsgewebe vorherrschen, während in anderen Fällen ein unterschiedlich zellreiches Narbengewebe mit rundzelliger Infiltration und deutlichem Knochenanbau überwiegt. Dieser unterschiedliche Aktivitätsgrad der chronischen Knocheninfektion führte zu einer Einteilung der chronischen Osteomyelitis in 3 Stadien, die wir in den vergangenen 14 Jahren bei über 1500 Fällen angewandt haben [16, 93, 94] und auf die in Kap. 5 näher eingegangen werden soll.

In Kap. 6 der vorliegenden Untersuchungen soll die Anwendbarkeit dieser histologischen Einteilung der chronischen Knocheninfektion überprüft werden. Dabei ist davon auszugehen, daß eine solche Einteilung der Knochenentzündung kein Selbstzweck sein soll. Sie muß sich im laufenden Biopsiegut bewähren und dem behandelnden Arzt eine Entscheidungshilfe bei der Auswahl der verschiedenen Behandlungsarten sein. Darüber hinaus soll es Sinn einer solchen Klassifizierung sein, Aussagen über den zeitlichen Verlauf der chronischen Knocheninfektion machen zu können, die dann mit den klinischen und röntgenologischen Parametern korreliert werden können [124, 144].

Mit der vorgeschlagenen Einteilung der posttraumatischen Knocheninfektion soll also dem behandelnden Arzt ein weiterer diagnostischer Parameter zur Beurteilung des klinischen Verlaufes der chronischen Knocheninfektion an die Hand gegeben werden.

Der oft jahrelange Verlauf der chronischen Knocheninfektion ist nicht nur durch die im Knochen- und Weichteilgewebe schwelende Entzündung bestimmt, für die Chronizität des Krankheitsprozesses spielen besondere lokale Komplikationen, wie die infizierte Pseudarthrose und die pathologische Fraktur, und bestimmte Sonderformen der chronischen Knocheninfektion, wie die Bohrloch- und Amputationsstumpfosteomyelitis, eine große Rolle. Diese für den weiteren Verlauf u. U. entscheidenden Komplikationen und Sonderformen sollen zusammen mit histologischen Befunden bei lokal behandelter chronischer Knocheninfektion in Kap. 7 dargestellt werden.

Die weiteren Untersuchungen sind besonders Fragen der Ursache der chronischen Knocheninfektion gewidmet. Um hier Einblicke gewinnen zu können, soll in Kap. 8 versucht werden, dem Problem mit *statistischen* Häufigkeitsuntersuchungen beizukommen. Schließlich soll geprüft werden, inwieweit sich aus *morphologischen Befunden* Hinweise für die Entstehung und Weiterentwicklung der chronischen posttraumatischen Knocheninfektion ergeben.

3 Patientengut

Die vorliegenden Untersuchungen basieren auf 1500 Fällen mit unterschiedlichen Formen von Osteomyelitis der Jahre 1969–1983. Aus diesem Material wurden 500 Fälle herausgegriffen und analysiert, nämlich 475 Biopsien ganz überwiegend der Jahre 1977–1980 und 25 Autopsien der Jahre 1964–1978.

Das *Lebensalter* der 500 Patienten mit Knocheninfektion weist zum Zeitpunkt der histologischen Diagnosestellung ein zahlenmäßiges Maximum zwischen dem 30. und 39. Lebensjahr auf (n = 107), dicht gefolgt von der Gruppe der 40- bis 49jährigen mit 105 Fällen (Abb. 1). Zahlreich vertreten war auch die Altersgruppe der 20–29jährigen mit 93 bzw. 50- bis 59jährigen mit 75 Patienten. Einen vergleichsweise geringen Anteil bildete die Gruppe der unter 20jährigen bzw. über 60jährigen mit jeweils insgesamt 60 Patienten.

In Anlehnung an Plaue [132], Lob [107] und Clemens et al. [32] haben wir die Osteomyelitis in unserem Untersuchungsgut nach der Pathogenese folgendermaßen gegliedert (Abb. 2):

In 2 Fällen hat es sich um eine *spezifische* (tuberkulöse) Osteomyelitis und in 498 um eine *unspezifische* Knocheninfektion gehandelt. Von den 498 Fällen mit histologisch unspezifischer Osteomyelitis entfielen auf die *endogene (hämatogene)* Knocheninfektion 22,

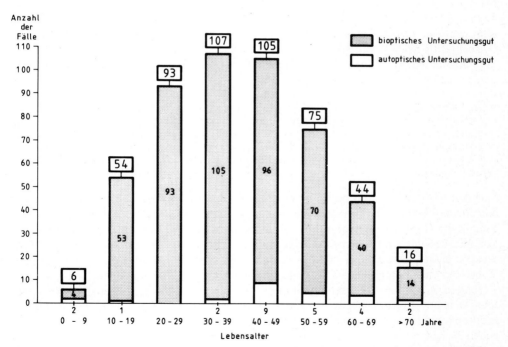

Abb. 1. Altersverteilung der 500 Patienten mit Osteomyelitis zur Zeit der histologischen Diagnosestellung (426 Männer, 74 Frauen)

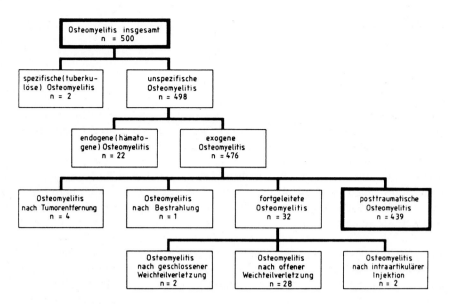

Abb. 2. Aufgliederung von der Pathogenese der Osteomyelitis im eigenen Untersuchungsgut (n = 500)

auf die *exogene* Knochenentzündung 476 Patienten. Unter den exogenen Knochenentzündungen bildet die *posttraumatische* Osteomyelitis mit 439 Fällen das größte Kollektiv, gefolgt von der *fortgeleiteten* Knocheninfektion (n = 32). Wesentlich seltener wurde die Osteomyelitis nach *Tumorentfernung* (n = 4) sowie nach *Bestrahlung* (n = 1) beobachtet. Eine abakterielle Osteomyelitis nach Metallimplantation [33] haben wir in diesem Patientengut nicht gefunden.

Ausgeschlossen von den folgenden Untersuchungen wurden die Fälle mit hämatogener und exogen-fortgeleiteter Osteomyelitis sowie die nach Tumorentfernung und nach Bestrahlung. Dadurch sollte für die statistischen Untersuchungen eine Aufsplitterung in zu kleine Gruppen vermieden werden, insbesondere aber bei den pathologisch-anatomischen Untersuchungen weitere, u. U. für die Entstehung und Fortentwicklung der Osteomyelitis wichtige Faktoren ausgeschlossen werden.

Von den 439 Patienten mit *posttraumatischer* Osteomyelitis hatten 26 Patienten eine akute *Knocheninfektion.* Hier konnte durch entsprechende therapeutische Maßnahmen der Übergang in die chronische Osteomyelitis verhindert werden. Von den verbliebenen 413 Fällen konnten 355 für die Häufigkeitsuntersuchungen bei *chronischer posttraumatischer Osteomyelitis* ausgewertet werden. Bei den restlichen 58 Patienten reichten die Angaben aus der Vorgeschichte für eingehendere Häufigkeitsuntersuchungen nicht aus (vgl. 8.1.2).

Insgesamt konnten 66 *Amputationspräparate* mit akuter und chronischer posttraumatischer Osteomyelitis untersucht werden. 41 dieser 66 Amputationspräparate standen für makroskopische, röntgenologische bzw. histologische Untersuchungen zur Verfügung, die restlichen 25 Amputationspräparate wurden angiographisch und histologisch untersucht.

Bei 94 der 355 Fälle mit chronischer posttraumatischer Knocheninfektion konnten *histologische Verlaufsbeobachtungen* ausgewertet werden.

4 Untersuchungsmethoden

Die *bioptischen Gewebsproben* wurden überwiegend in Calex (Fisher Co., New Jersey) entkalkt (Zeitdauer etwa 3–5 Tage). Ein ebenfalls großer Anteil der Knochen wurde in RDO (Mediapharm, Stuttgart) entkalkt. Die Dauer der Entkalkung betrug hier 20–24 h.
Das nicht entkalkte Knochengewebe wurde in Epoquick (Fa. Buehler) nach Petzel et al. [129] eingebettet. Hierzu wurden nach Fertigstellung des gebrauchsfertigen Gemisches die Knochengewebsproben in kleine Plastikbehälter gelegt und mit dem Gemisch übergossen. Die Plastikgefäße wurden in ein Eisbad gegeben und für 30 min in einem Evakuator einem Unterdruck von 60 mmHg, anschließend in einem Drucktopf einem Überdruck von 2,2 atü – wiederum im Eisbad – ausgesetzt. Nach 24 h war das Kunstharz oberflächlich gehärtet. Die Erfahrung zeigte jedoch, daß die Gewebsproben in der Tiefe z. T. noch nicht vollständig ausgehärtet waren, so daß sie erst nach weiteren Tagen gesägt bzw. geschnitten werden konnten. Von diesen Präparaten wurden 5 μm dicke Schnitte mit dem Hartschnittmikrotom der Fa. Jung (Typ K) geschnitten. Die in Epoquick eingebetteten Präparate wurden mit Methylenblau und Fuchsinrot nach Morgenroth et al. [119] gefärbt.
Für die Differentialinterferenzkontrast- und die Mikroradiographieuntersuchungen wurden die Präparate ebenfalls in Epoquick eingebettet, dann mit der Fräsmaschine Typ RE 1/S (Fa. Ruma, Essen) in 400 μm dicke Scheiben zerlegt. Nach Stürmer [172] wurden die Schnitte mit doppelklebendem Tesafilm auf eine plangeschliffene Metallplatte geklebt und auf rotierenden, aufgerauhten Glasplatten geschliffen. Dazu verwandten wir die Läppmaschine Typ 1 R 35-GRSA (Fa. Graesner, Steinenbronn bei Stuttgart). Die Schnitte wurden auf eine Dicke von 50–80 μm heruntergeschliffen und dann mikroradiographiert. Dazu stand das Röntgengerät „Faxitron" Typ 804 (Field Emission Corp., Oregon, USA) zur Verfügung. Als Film verwandten wir High-Resolution-Film (Fa. Kodak). Diser wurde mit 17 KV 50 min lang im Vakuum belichtet. Der Filmabstand zur Röntgenröhre betrug 10 cm.
Nach der Mikroradiographie wurden die Präparate mit Epoquick eingedeckelt, um Differentialinterferenzkontrast-Aufnahmen zu gewinnen. Die Eindeckelung mit dem gleichen Medium Epoquick hat den Vorteil, daß bei gleichem Brechungsindex einzelne Scharten, wie sie beim Schleifen entstehen können, nahezu vollkommen verschwinden [13, 20].
Die *Amputationspräparate* wurden überwiegend zunächst ohne jede weitere Bearbeitung sagittal in 2 Teile zerlegt, wobei die eine Hälfte in 6%igem Formalin fixiert wurde und zur histologischen Untersuchung zur Verfügung stand [13]. Die andere Hälfte wurde mit der Schnittfläche nach unten aufliegend tiefgefroren. Hiervon konnten 5 mm dicke Scheiben für die makroskopischen Röntgenuntersuchungen gewonnen werden. Von der Schnittfläche ließen sich außerdem Übersichts- und Lupenaufnahmen anfertigen, die weitgehend mit dem pathologisch-anatomischen sowie dem klinischen Röntgenbild korrelierten. Die tiefgefrorenen Scheiben ließen sich dann in Formalin fixieren und standen für weitere mikroskopische Untersuchungen zur Verfügung.
Was die *Angiographie* betrifft, so gibt es kein universales, also für jede Fragestellung brauchbares Injektionsmittel. Vielmehr muß jeder Untersucher gemäß seinem Untersuchungsziel die Zusammensetzung seines Injektionsmittels selbst erproben [154]. Die in der Literatur angegebenen Methoden zur Angiographie beziehen sich überwiegend auf *tierexpe-*

rimentelle Arbeiten, wobei die Knochendurchblutung unter physiologischen Verhältnissen oder bei Knochenfrakturen (mit oder ohne Osteosynthese, mit oder ohne Osteomyelitis) untersucht wurden [8, 45, 55, 87, 141, 146, 179, 180]. Bei diesen tierexperimentellen Untersuchungen wird das zur Gefäßdarstellung benutzte Medium in die vitalen Gefäße injiziert. Diese vitalen Arterien und Venen besitzen reagible Gefäßwände, die auf Druckunterschiede bei der Injektion physiologisch reagieren. Auch wirkt sich die die Gefäße umgebende Skelettmuskulatur auf den Gefäßinnendruck der Arterien und Venen aus. Eine Koagulation des Blutes kann durch Heparin verhindert werden.

Bei den *Amputationspräparaten* sind jedoch Venendruck, Gewebsturgor und Muskelspannung nicht mehr vorhanden. Die Gefäßfüllung folgt nur den physikalischen Gesetzen der Gefäßwand und ihrer Umgebung sowie den Gesetzen des Injektionsmittels, nicht aber hämodynamischen Gegebenheiten [154].

Die Anwendung von komplizierten Injektionsgeräten hat sich nach Faller [47] nicht bewährt, da der Versuch der Nachahmung des physiologischen Blutdruckes wegen der geänderten Bedingungen eines Amputationspräparates von vornherein unmöglich ist. Wir haben deshalb auch auf die Anwendung komplizierter Injektionspumpen verzichtet und die Arterien der Amputationspräparate manuell mit 20 ml Rekordspritzen gefüllt, wobei wir einen 10 cm langen Gummischlauch als „Windkessel" zwischen Arterien und Injektionsspritze geschaltet hatten [154]. Trotzdem haftet der Injektion von Amputationspräparaten ein „zufälliges Element" an, wobei immer mit Fehlschlägen gerechnet werden muß [180]. Wegen der immer wieder zu erwartenden Mißerfolge sind Arbeiten, die mit Hilfe von Angiographien an menschlichen Amputationspräparaten einen Beitrag zur Knochenpathologie liefern wollen, spärlich [25].

Da wir den Gefäßverlauf sowohl angiographisch als auch histologisch verfolgen, außerdem bereits eine gewisse Fixation erreichen wollten, mußte das Injektionsmittel für die histologische Darstellung einen guten Kontrast geben, aber trotzdem im Röntgenbild noch Schatten zeigen. Zu diesem Zweck verwandten wir eine Mischung von 50 cm^3 40%iger schwarzer Tusche, 150 cm^3 Bariumsulfat, 20 cm^3 Conray sowie 20 cm^3 von 40%igem Formalin. Je nach Umfang des amputierten Beines konnten zwischen 80 und 150 ml dieses Gemisches injiziert werden, wenn von der distalen A. femoralis gefüllt wurde. Das Amputationspräparat wurde danach senkrecht in einem Becken mit 10%igem Formalin fixiert. Einige Tage nach der Gefäßdarstellung wurden zusätzlich an zahlreichen Stellen wenige Kubikzentimeter von 6%igem Formalin bis in die oberen Schichten der Skelettmuskulatur zur besseren Fixation injiziert. Nach etwa 3 Wochen war dann das Präparat vollständig fixiert, feststellbar an seiner gleichmäßigen festen Konsistenz. Das Amputationspräparat ließ sich dann leicht in etwa 1 cm dicke horizontale Scheiben mit einer Bandsäge zerlegen. Jede 3. Scheibe wurde nicht entkalkt, in Epoquick eingebettet und stand für andere Untersuchungen zur Verfügung.

Die übrigen Scheiben des Amputationspräparates wurden nach den vergleichenden Untersuchungen von Amosov [3] in Schaffer-Lösung entkalkt. Diese Entkalkung mit 7,5%iger Salpetersäure führt nach Untersuchungen des genannten Autors zu einer vollständigen Entkalkung, ohne die Gefäßwände nennenswert anzugreifen und ohne die gute Anfärbbarkeit des Gewebes zu beeinträchtigen. Der Fortgang der Entkalkung wurde röntgenologisch überprüft. Nach vollständiger Entkalkung wurde die verbliebene Säure mit 5%igem Natriumsulfat neutralisiert, um die Quellung des Bindegewebes zu vermeiden. Nach mehrtägiger Wässerung wurden anschließend röntgenologische Übersichtsangiogramme der vollständig entkalkten Serien angefertigt (Belichtungszeit 3 s bei 60 KV). Die entkalkten, 1 cm dicken

Scheiben wurden dann mit einem breiten anatomischen Messer weiter durchtrennt. Auf diese Weise ergaben sich scharf gezeichnete, nicht aufgefaserte glatte Querschnitte, die fotografiert und mit dem Röntgenbild korreliert werden konnten. Von diesen Übersichtsangiogrammen ließen sich jetzt 1–2 mm dünne Scheiben gewinnen und Mikroangiogramme anfertigen. Hierfür verwandten wir den Agfa-Strukturix-Film B2, der mit 15 KV 2,5–4 min belichtet wurde.

Prüft man *kritisch* die von uns *angewandten Untersuchungsmethoden* bezüglich der Qualität des histologischen Präparates und des Zeitaufwandes für seine Herstellung, so ergibt sich für die Knochenentkalkung eine ausreichend gute Qualität der histologischen Präparate bei der RDO-Entkalkung. Der Entkalkungsvorgang geht schnell, erfordert aber ein gründliches und kurzfristiges Überprüfen der Präparate, da zu langes Verweilen in der RDO-Flüssigkeit sofort zu deutlicher Schädigung der Knochen- und Bindegewebszellen und ihrer Zellkerne führt. Gute Bilder liefert die Entkalkung mit Calex. Im Routinebereich ist die Zeitdauer von 2–3 Tagen jedoch häufig zu lang.

Die Einbettung des *nichtentkalkten Knochengewebes* mit Epoquick geht relativ schnell und liefert nach kurzer Einarbeitungszeit gute Resultate. Das Knochengewebe läßt sich jedoch nicht entplasten, dadurch sind die Möglichkeiten der späteren Färbung stark reduziert und beschränken sich im wesentlichen auf die Methylenblau- und Fuchsinfärbung. Während Epoquick in das kompakte Knochengewebe in der Regel gut eindringt, durchdringt es das spongiöse Knochengewebe gelegentlich unvollständig.

Die angewandte Methode zur *makroskopischen* Darstellung von Knochen- und Weichteilgewebe von Amputationspräparaten [13] hat sich weiterhin bewährt, da auf diese Weise makroskopische Übersichtsbilder und pathologisch-anatomische Röntgenbilder gewonnen werden können, die sich mit den zu Lebzeiten erhobenen Röntgenbildern korrelieren lassen. Außerdem steht bei dieser Methode genügend Gewebe zur feingeweblichen Untersuchung zur Verfügung, und die histologischen Bilder können topographisch dem Gesamtpräparat zugeordnet werden.

Was die *angiologische* Untersuchungsmethode betrifft, so sind Fehlermöglichkeiten dadurch gegeben, daß die aus 4 Komponenten bestehende Injektionslösung nicht gleichmäßig durchmischt ist. Erste Vorversuche, bei denen wegen der geringen Teilchengröße der Tuschelösung 30 cm^3 Tusche zur Darstellung der Kapillaren vorweg injiziert wurden und erst dann die weiter oben aufgeführte Mischung mit Kontrastmittel, zeigten eine gute Darstellung der Kapillaren im lupenmikroskopischen und histologischen Bereich. Eine Korrelation mit den röntgenologischen Befunden war aber wegen der unregelmäßigen Kontrastmittelfüllung erschwert.

Zur Vorbereitung der *statistischen* Untersuchungen wurden besondere Untersuchungsbögen entwickelt[1]. Diese enthielten die wichtigsten klinischen Angaben. Besonderer Wert wurde dabei auf genaue Bezeichnung des Ortes der Entnahme gelegt und die Angaben durch eine schematische Zeichnung oder intraoperative Fotografien vervollständigt. Außerdem wurde das klinische Ausmaß und die Aktivität der Entzündung sowie der Zustand des Knochengewebes (vital, nekrotisch) festgehalten. Durch die intraoperativen Fotografien

---

[1] In Zusammenarbeit mit Herrn PD Dr. Hörster von der Berufsgenossenschaftlichen Unfallklinik Duisburg-Buchholz und mit Herrn PD Dr. K.-H. Müller von der Chirurgischen Klinik der Berufsgenossenschaftlichen Krankenanstalten „Bergmannsheil" Bochum – Universitätsklinik

wurde die klinische Beurteilung objektiviert, und es konnten im Dialog zwischen Klinik und Pathologie sich auf ein bestimmtes Gewebsstück beziehende Fragen gezielt beantwortet werden.

Die 500 Krankengeschichten wurden auf folgende Parameter hin untersucht[2]:
1. Alter und Geschlecht des Patienten,
2. Art des Unfalles (Arbeitsunfall, Privatunfall, Verkehrsunfall, unbekannte Unfallursache),
3. Art der Fraktur (geschlossen, offen, unbekannt),
4. Lokalisation der Fraktur,
5. Art der Erreger,
6. Zeitpunkt der bakteriologischen Untersuchung zu Beginn der Osteomyelitis bei der 1. histologischen Untersuchung oder zu einem unbekannten Zeitpunkt,
7. histologischer Typ der Osteomyelitis bei der 1., 2. oder 3. feingeweblichen Untersuchung,
8. Zeitpunkt der 1. histologischen Untersuchung 1, 2, 3 Monate oder bis zu 1 Jahr oder mehr als 1 Jahr nach dem Unfall,
9. Zeitpunkt der Operation innerhalb von 24 h oder später nach dem Unfall oder unbekannter Operationszeitpunkt bzw. konservative Behandlung,
10. klinische Manifestationszeit der Knocheninfektion,
11. Dauer der Osteomyelitis,
12. Beobachtungszeitraum nach „Ausheilung" der Knocheninfektion,
13. pathogenetischer Typ der Osteomyelitis,
14. Komplikationen der Knocheninfektionen,
15. unfallunabhängige Erkrankungen,
16. guter oder schlechter histologischer Heilverlauf.

Die verschiedenen Parameter wurden in Lochkarten eingegeben. Zur Auswertung bzw. zum Vergleich von Häufigkeiten haben wir die χ^2-Methode verwandt. Die Ergebnisse wurden daher in Kontingenztafeln zusammengestellt und die empirisch gefundenen Häufigkeiten mit den bei zufälliger Verteilung zu erwartenden (jeweils in Klammer gesetzt) verglichen. Der Schätzwert χ^2 wurde dem kritischen Wert (Tabellenwert) von χ^2 bei einer Irrtumswahrscheinlichkeit von $\alpha = 0,05$ gegenübergestellt. Ein signifikanter Unterschied zur Zufallsverteilung liegt dann vor, wenn χ^2 größer als χ^2 ist [147].

Um bei den Häufigkeitsuntersuchungen der zahlreichen Merkmale untereinander Überschneidungen zu vermeiden, wurde jeweils das Merkmal der chronischen posttraumatischen Osteomyelitis, das zeitlich gesehen am Anfang stand, mit den später liegenden bzw. auftretenden Faktoren in Beziehung gesetzt. Dabei wurden die verschiedenen Faktoren der Reihe nach herausgegriffen, und es wurde gefragt, wie ein bestimmter Faktor zu dem im Schema folgenden in Beziehung steht, ob also die späteren Parameter durch den vorangehenden Faktor zahlenmäßig gefördert oder gehemmt wurden. Verfolgt man diese Art der Darstellung konsequent, so nimmt die Zahl der Untersuchungen ab (s. Abb. 42).

---

[2] Immunologische Untersuchungen wurden nicht durchgeführt [108]

5 Morphologische Grunderscheinungsformen der posttraumatischen Osteomyelitis (einschließlich angiologischer Befunde)

5.1 Akute Osteomyelitis

Die unmittelbar im Gefolge einer offenen Fraktur oder einer operativen Knochenbehandlung aufgetretene akute Phase der posttraumatischen Knocheninfektion ist röntgenologisch zunächst stumm [79, 122]. Der Chirurg muß dann aufgrund der Vorgeschichte, des Lokalbefundes und klinischer Daten die Diagnose stellen. Der Pathologe hat aus erklärlichen Gründen zu diesem Zeitpunkt nur selten Gelegenheit, eine solche exogene akute Osteomyelitis histologisch zu beurteilen [83, 99, 102].

Fall 1

Anamnese: 39jähriger Mann. Durch umstürzende Mauer offener handgelenknaher Unterarmstückbruch rechts, offener Unterschenkel-, Knie- und Unterschenkelstückbruch rechts. Sitz- und Schambeinbruch sowie Harnblasenverletzung.

Klinisch-röntgenologisch (rechtes Kniegelenk): Zustand nach distalem Oberschenkelrollenbruch und Tibiakopftrümmerbruch rechts (Abb. 3a).

Klinischer Befund: Entwicklung einer fortgeschrittenen Osteomyelitis der proximalen Tibia rechts, 3 Wochen nach dem Unfall, deswegen Oberschenkelamputation.

Im *pathologisch-anatomischen Röntgenbild* sind — genau wie im klinischen — Veränderungen der akuten posttraumatischen Osteomyelitis kaum faßbar, da nennenswerte Osteolysen fehlen und Sklerosen sich noch nicht entwickelt haben (Abb. 3b). Das pathologischanatomische Röntgenbild wird vielmehr bestimmt von den unmittelbaren Unfallfolgen, besonders der meist offenen Fraktur.

Makroskopische Untersuchung: auf der Schnittfläche des durch Tieffrierung gewonnenen Präparates [13] ausgedehnte Einblutungen ins Knochen- und Weichteilgewebe sowie Knochennekrosen, mitunter auch größere Eiteransammlungen (Abb. 3c).

Mikroskopische Untersuchungen: akute Osteomyelitis mit dicht eingestreuten Granulozyten und Fibrin, die Knochenbälkchen überwiegend ohne vitale Reaktion (Abb. 3d).

Im Markbereich des Knochens ist also schon zu einem frühen Zeitpunkt eine entzündliche Zellreaktion zu beobachten, während zur gleichen Zeit die „harten", träge reagierenden Knochentrabekel noch ohne faßbare krankhafte Veränderungen sind. Die „weichen" Bausteine des Knochens reagieren also schnell, demgegenüber treten die Veränderungen im „harten" Knochengewebe zeitlich verzögert auf.

Ob es bei einer akuten posttraumatischen Knocheninfektion zu Durchblutungsstörungen kommt und welcher Art diese Durchblutungsstörungen sind, hängt entscheidend davon ab, ob kleinere oder größere Arterien mit in den Entzündungsprozeß einbezogen sind[3].

---

3 Das Weichteilödem und seine Auswirkung auf die Durchblutung [21, 61, 120] lassen sich bei den angiologischen Untersuchungen von Amputationspräparaten kaum darstellen, offenbar deshalb, weil das Ödem in der Frühphase der Entzündung auftritt, zu einem Zeitpunkt also, bei dem eine Amputation wegen der akuten Osteomyelitis in der Regel

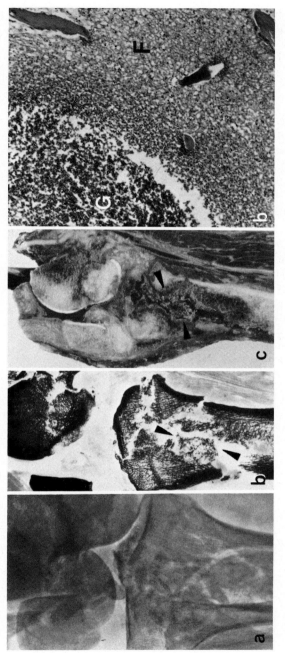

Abb. 3a–d. Akute posttraumatische Osteomyelitis. **a** Klinisches Röntgenbild: Zustand nach 3 Wochen zurückliegendem Oberschenkelrollenbruch sowie Tibiakopftrümmerbruch, ohne sichtbare Zeichen einer akuten Entzündung. **b** Pathologisch-anatomisches Röntgenbild einer etwa 5 mm dicken tiefgefrorenen Knochen- bzw. Weichteilscheibe des Amputationspräparates. Zahlreiche Frakturlinien im Bereich der Femurkondylen und des Tibiakopfes. Im Zentrum des Tibiakopfes mehrere Knochensequester (▼). Im übrigen Knochengewebe keine auf eine Entzündung hinweisende Auflösung oder Verdichtung des Knochengewebes. **c** Makroskopische Schnittfläche des proximalen Amputationsstumpfes: mehrere Frakturlinien im Bereich der Femurkondylen und des Tibiakopfes, ausgedehnte Einblutungen sowie Knochensequester (▼). **d** Histologisches Bild: eitrige Entzündung (*G*), begrenzt von einem Fibrinmantel (*F*). Knochenbälkchen ohne vitale Reaktion (HE, Vergr. 120:1)

Wir haben in unserem Patientengut mit akuter posttraumatischer Knocheninfektion entzündlich bedingte Veränderungen *größerer* Arterien 6mal, ausschließlich *kleinerer* Arterien 2mal gefunden.

Fall 2

Anamnese: 19jähriger Mann. Nach Verkehrsunfall offene Fraktur des Tibiakopfes links. Unmittelbar anschließend ausgeprägte akute posttraumatische Osteomyelitis. Eine Woche nach dem Unfall Amputation im Oberschenkel wegen akuter Durchblutungsstörungen.

Pathologisch-anatomisches Übersichtsangiogramm: Konstrastmittelstopp zu Beginn der A. tibialis anterior und posterior sowie A. fibularis (Abb. 4a).

Querschnittsangiogramm: oberhalb des Gefäßverschlusses gute Knochen- und Weichteildurchblutung (Abb. 4b), unterhalb vollständige Avaskularität von Knochen- und Weichteilgewebe (Abb. 4c).

Histologisch: akute sekundäre Arteriitis mit stenosierender parietaler Thrombose (Abb. 4d).

In dem geschilderten Fall waren große zentrale Arterien des Unterschenkels betroffen, bei denen Kollateralen nicht ausreichend zur Verfügung standen bzw. sich in der kurzen Zeitspanne nicht entwickeln konnten. Hier bildeten die durch die akute Osteomyelitis bedingten Durchblutungsstörungen die Indikation zur Oberschenkelamputation.

Hat jedoch im Gefolge einer akuten posttraumatischen Osteomyelitis die Entzündung auf solche größeren Arterien übergegriffen, bei denen bereits physiologischerweise Kollateralen vorhanden sind, so ergibt sich eine unterschiedliche Situation:

Fall 3

Anamnese: 56jähriger Mann. Bei einem Verkehrsunfall offene Fraktur der distalen Tibia und des oberen Sprunggelenkes mit nachfolgender Osteomyelitis und ausgedehnten Nekrosen. Anschließend Amputation des Unterschenkels wegen drohender Sepsis.

Angiographisch: Verschluß der A. tibialis posterior (Abb. 5a), dem histologisch eine sekundäre Arteriitis mit parietaler Thrombose zugrunde lag.

In diesem Fall konnte der Ausfall der A. tibialis posterior offenbar durch die A. dorsalis pedis kompensiert werden, so daß es nicht zu einer klinisch manifesten Durchblutungsstörung kam. Hier bildete nicht die akute sekundäre Arteriitis mit ihren Komplikationen, sondern die Sepsis die Indikation zur Amputation.

Fortsetzung der Fußnote 3

nicht nötig ist. Muß bei akuter Osteomyelitis dann doch amputiert werden, ist das Ödem überwiegend abgeklungen.

Angiographisch sind diese Bilder oft schwer von Gefäßveränderungen beim Kompartimentsyndrom zu unterscheiden. Histologisch haben sich jedoch bei unseren Untersuchungen als Ursache der Durchblutungsstörungen entzündlich bedingte arterielle Thrombosen nachweisen lassen. Arterielle Thrombosen nach Frakturen — ohne Osteomyelitis — sind bekannt [120]. Im Einzelfall kann daher die Unterscheidung einer durch eine sekundäre Arteriitis bedingten Thrombose von einer Thrombose, die unmittelbar posttraumatisch durch eine u. U. geringfügige arterielle Gefäßläsion mit erst später hinzugetretener Gefäßentzündung entstanden ist, schwierig sein. Hier kann die exakte klinische Anamnese mit genauen zeitlichen Angaben hilfreich sein

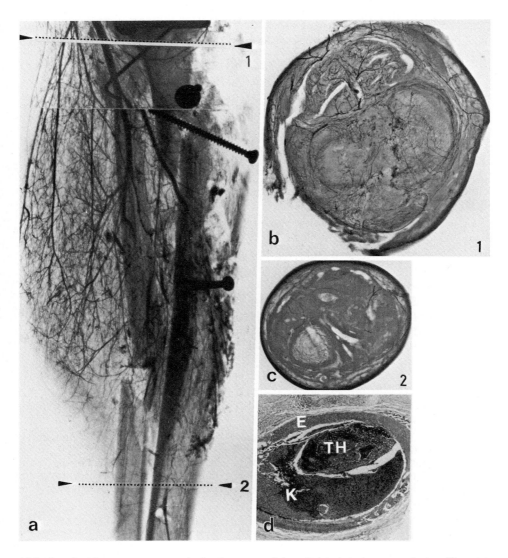

Abb. 4a–d. Akute posttraumatische Osteomyelitis. a Patholgisch-anatomisches Übersichtsangiogramm: Zustand nach 1 Woche zurückliegendem offenem Tibiakopfbruch, Kontrastmittelstop im Anfangsteil der A. tibialis anterior und posterior sowie A. fibularis. b Pathologisch-anatomisches Scheibenangiogramm oberhalb des Kontrastmittelstops (*1*): gute Vaskularisation des Knochen- und Weichteilgewebes in Höhe des proximalen Tibiakopfes sowie c unterhalb des Kontrastmittelstops (*2*): fast vollständig fehlende Vaskularisierung. d Histologischer Querschnitt durch die A. tibialis anterior: akute Arteriitis (*E*) mit parietaler Thrombose (*TH*) sowie restlichem Kontrastmittel (*K*)

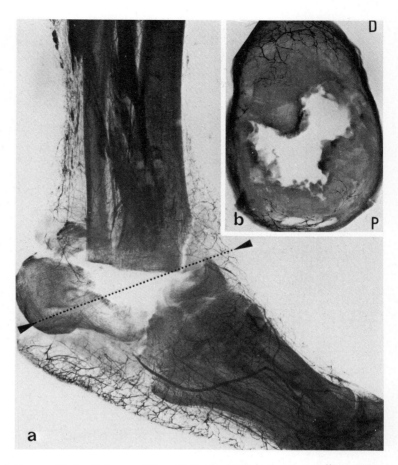

Abb. 5a, b. Akute posttraumatische Osteomyelitis. **a** Pathologisch-anatomisches Übersichtsangiogramm: Zustand nach offener Fraktur des oberen und unteren Sprunggelenkes und versuchter Arthrodese sowie Kontrastmittelstop der A. tibialis posterior und spärliche Darstellung der A. tibialis anterior. **b** Scheibenangiogramm in der in **a** durch (▲) markierten Schnittebene: schlecht durchblutete osteomyelitische Höhle mit Knochennekrosen und Auffüllung der Arteriolen der Fußsohle durch die A. tibialis anterior und ihre Äste. *P* plantar, *D* dorsal

Bei beiden Patienten waren *größere*[4] Arterien in den Entzündungsprozeß mit einbezogen und hatten über parietale Thromben zu z. T. klinisch manifesten Gefäßverschlüssen geführt. Die entzündliche Beteiligung *kleinerer* Arterien bei akuter posttraumatischer Knocheninfektion läßt sich zwar gelegentlich nachweisen, ist aber vor dem Hintergrund der zahlreichen kleinen, nicht entzündlich veränderten Arterien für den Verlauf der akuten posttraumatischen Osteomyelitis ohne faßbare Bedeutung (Abb. 6a, b).

---

4 Sicher ist auch die entzündliche Mitbeteiligung der A. nutritia der langen Röhrenknochen bei akuter Osteomyelitis möglich — wir haben sie jedoch in unserem Untersuchungsgut nicht gefunden

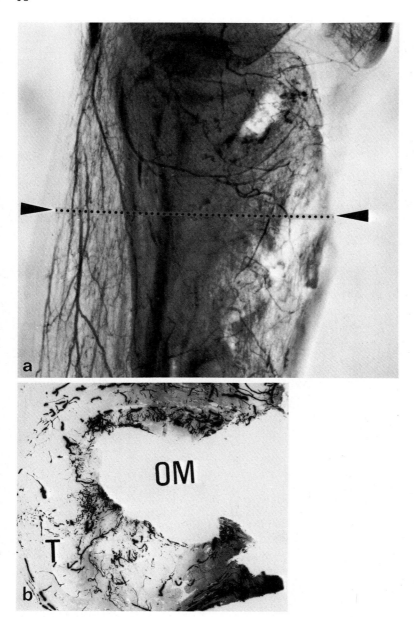

Abb. 6a, b. Akute posttraumatische Osteomyelitis. **a** Pathologisch-anatomisches Übersichtsangiogramm: Zustand nach 1 Monat zurückliegender offener Fraktur der proximalen Meta- bzw. Diaphyse der Tibia mit guter Durchblutung des Knochen- und Weichteilgewebes. **b** Mikroangiogramm in der in **a** mit *Pfeilen* markierten Schnittebene: gute Durchblutung der osteomyelitischen Höhle

Fall 4

Anamnese: 75jähriger Mann. Offene Tibiakopffraktur links nach häuslichem Unfall. Anschließend akute posttraumatische Osteomyelitis und Amputation des Oberschenkels 1 Monat nach dem Unfall wegen drohender Sepsis.
Angiographisch: gute Knochendurchblutung der osteomyelitischen Höhle im Übersichtsangiogramm (Abb. 6a) sowie im Mikroangiogramm (Abb. 6b).

Subakute Osteomyelitis
Histologisch läßt sich auch eine subakute Phase der posttraumatischen Knocheninfektion abgrenzen, bei der besonders die Abbauvorgänge am Knochengewebe im Vergleich zur akuten Knocheninfektion ausgeprägter sind. Da diese Umbauvorgänge jedoch sehr wechselnd sind, außerdem das beginnende Granulationsgewebe die Unterscheidung von der chronischen Osteomyelitis erschwert, schließlich auch klinisch der Begriff der subakuten Knocheninfektion nur selten verwandt wird, soll auch pathologisch-anatomisch auf die subakute posttraumatische Osteomyelitis nicht näher eingegangen werden.

5.2 Chronische Osteomyelitis

Besonders bei der Untersuchung von Amputationspräparaten zeigt sich immer wieder das bekannte und vielfach verwirrend bunte morphologische Bild der chronischen posttraumatischen Knochenentzündung, das sich sowohl örtlich als auch bei Verlaufsbeobachtungen zeitlich ändert.

5.2.1 Histologischer Aufbau der chronischen posttraumatischen Knochenentzündung

Fall 5

Anamnese: 49 Jahre alter Mann. Bei einem Verkehrsunfall stumpfes Bauchtrauma mit Zerreißung des Mesokolons, Luxation des rechten Knies und linken Hüftgelenkes, riesige Weichteilwunde am linken Ober- und Unterschenkel, Schienbeinkopftrümmerbruch links.
Klinisch-röntgenologisch: (5 Monate nach dem Unfall): Zustand nach Schienbeinkopftrümmerbruch links mit nachfolgender Infektion und Ausbildung eines osteomyelitischen Defektes. Amputation des Oberschenkels (Abb. 7a).
Pathologisch-anatomisches Röntgenbild: ausgedehnte Osteolysen, Sklerosierungen, Nekrosen und Höhlenbildungen (Abb. 7b). Auf der makroskopischen Schnittfläche neben der Höhlenbildung, den Sequestern und Knochenverdichtungen besonders ausgedehnte Vernarbungen, auf die angrenzende Muskulatur übergreifend. Die Wand der Höhle mit einem entzündlichen Granulationsgewebe ausgekleidet, wobei sich von Fall zu Fall wechselnd, Fistelgänge in das Innere des Knochengewebes bzw. das Weichteilgewebe hinein erstrecken. Je nach Lage der die Osteomyelitis auslösenden Fraktur kommt es zu einer Mitbeteiligung der Gelenke mit Zerstörung des Gelenkknorpels (Abb. 7c).

Die mikroskopische Untersuchung der Wand einer solchen Höhlenbildung kann einen charakteristischen Schichtaufbau aufweisen, wie er von der hämatogenen Osteomyelitis bekannt ist [50, 100, 102]. Histologisch findet sich im Inneren des Hohlraumes ein mehr oder weniger fibrinreiches Exsudat mit reichlich Entzündungszellen (Abb. 8a, b). Nach außen hin folgt dann Granulationsgewebe mit spärlicher entzündlicher Zellinfiltration und reich-

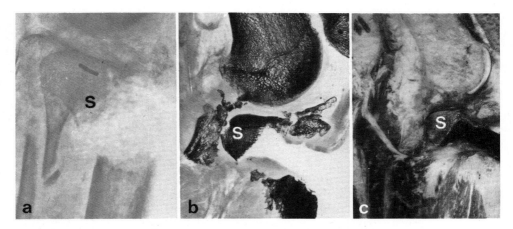

Abb. 7a–c. Chronische posttraumatische Osteomyelitis. **a** Klinisches Röntgenbild: Zustand nach 5 Monate zurückliegendem Schienbeinkopfstückbruch, nachfolgender Infektion und Ausbildung eines großen osteomyelitischen Defektes (*S* großer Sequester des Tibiakopfes). **b** Entsprechendes pathologisch-anatomisches Röntgenbild (etwa 5 mm dicke Scheiben des Amputationspräparates): Auflockerungen, Verdichtungen und Sequesterbildungen (*S*) im Bereich des Tibiakopfes. **c** Entsprechende makroskopische Schnittfläche: große Osteomyelitische Höhle mit Anteilen eines Sequesters (*S*)

lich Kapillaren. Daran schließt sich zur Peripherie hin jüngeres und älteres Narbengewebe mit noch geringerer entzündlicher Infiltration und wenigen Kapillaren an. Schließlich folgt ein mehr oder weniger sklerosiertes Knochengewebe.

Abweichungen von dem geschilderten Grundtyp der Wand der osteomyelitischen Höhle sind sehr häufig. So kann die Entzündung verschieden tief und mit wechselnder Aktivität, nicht selten breit in das Knochengewebe hineinreichen und unterschiedliche histologische Bilder verursachen, die auch einzelne gemeinsame Züge mit der akuten Osteomyelitis aufweisen können. Dem entsprechen in den Markräumen Ansammlungen von gelapptkernigen Leukozyten sowie ausgedehnte Fibrinexsudate oder auch Abszesse. Wesentlich stärker ausgeprägt als bei der akuten Osteomyelitis ist die Beteiligung des Knochengewebes mit zahlreichen Knochennekrosen[5] (Abb. 9).

Die Knochenbälkchen enthalten häufig Howship-Lakunen als Zeichen des Knochenabbaus. In den vergrößerten Haver-Kanälchen solcher nekrotischer Knochen liegen gelegentlich ausgedehnte Bakterienkolonien (Abb. 10), auf die besonders Orsos [126] hin-

---

[5] Für die *klinische Beurteilung der Vitalität des Knochengewebes* bei der chronischen posttraumatischen Osteomyelitis ist es wichtig zu wissen, daß makroskopisch das Knochengewebe durch geronnenes oder hämolysiertes Blut in den Kanälchen des Knochengewebes vital erscheint, weil mit bloßem Auge blutgefüllte Kapillaren vorgetäuscht werden, die histologische Untersuchung aber nekrotisches Knochengewebe ergibt. Jedoch kann mikroskopisch nekrotisches Gewebe – wie systematisch vergleichende klinisch-pathologisch-anatomische Untersuchungen gezeigt haben – wieder „revitalisiert" werden, indem Kapillaren in das nekrotische Knochengewebe einsprossen. Voraussetzung dafür ist jedoch, daß durch eine entsprechende Behandlung die Aktivität der Entzündung vermindert werden kann

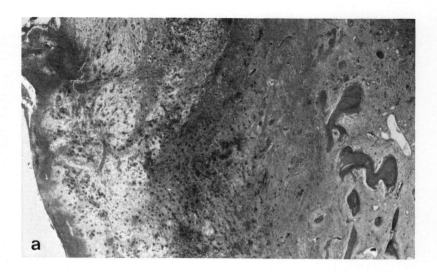

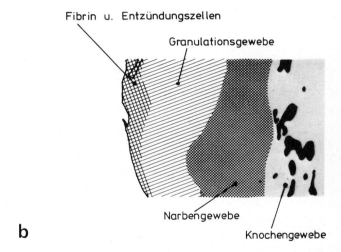

Abb. 8a, b. Chronische posttraumatische Osteomyelitis. **a** Mikroskopische Übersichtsaufnahme und **b** entsprechende schematische Zeichnung der Wand einer osteomyelitischen Höhle: schmale Fibrinschicht mit neutrophilen Granulozyten, nach außen gefolgt von kapillarreichem Granulationsgewebe, älterem Narbengewebe sowie Knochenbälkchen mit Umbauvorgängen. (HE, Vergr. 40:1)

gewiesen hat. Damit stimmt überein, daß Stürmer et al. [173] bei ihren mikrobiologischen und histologischen Untersuchungen mit Clindamycin im nekrotischen Knochengewebe nur wenig, in freien Knochensequestern kein Antibiotikum nachweisen konnten. Endler u. Czitober [46] haben Bakterien in den Lakunen und Kanalikuli osteomyelitischer Knochenherde nicht gefunden.

Kleine Knochensequester zeigen nicht selten, besonders wenn sie von einem zellreichen Granulationsgewebe umgeben sind, eine lebhafte Osteoklastentätigkeit. Sie können vom

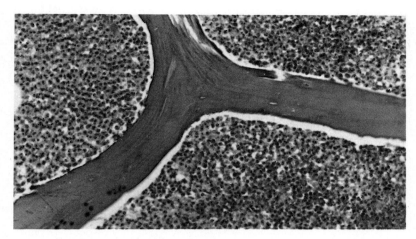

Abb. 9. Chronische posttraumatische Osteomyelitis. Herdförmige Nekrose der Knochenbälkchen mit ausgedehnten Ansammlungen von neutrophilen Granulozyten (HE, Vergr. 150:1)

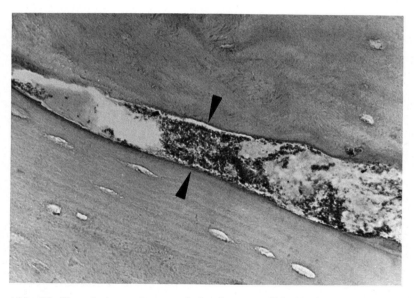

Abb. 10. Chronische posttraumatische Osteomyelitis. Verbreitertes Haver-Kanälchen im nekrotischen Knochengewebe mit ausgedehnten Bakterienkolonien (▼). (HE, Vergr. 320:1)

Organismus vollständig abgebaut oder von altem Narbengewebe gleichsam eingemauert werden. Große Knochensequester — besonders Anteile von Röhrenknochen — müssen in der regel operativ entfernt werden (Abb. 11a, b).

Das Knochengewebe ist herdförmig sklerotisiert, andernorts beherrschen Auflockerungen der Kortikalis das Bild (Abb. 12). Mikroskopisch sieht das Knochengewebe häufig mo-

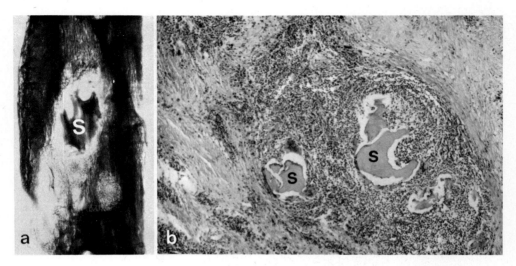

Abb. 11a, b. Chronische posttraumatische Osteomyelitis. **a** Pathologisch-anatomisches Röntgenbild (5 mm dicke Scheibe der Tibia): großer Sequester (*S*) in einer osteomyelitischen Höhle, von stark sklerosiertem Knochengewebe umgeben. (Natürliche Größe). **b** Histologisch: kleiner Knochensequester in narbig abgeriegeltem Abszeß (HE, Vergr. 80 : 1)

saikartig aus (Abb. 13), wobei mit abnehmender entzündlicher Aktivität im Rahmen des Knochenumbaus die Anbauvorgänge überwiegen (Abb. 14b, c, d). Der Knochenanbau läuft aber auch über eine intrakanalikuläre Osteogenese ab, wie sie Schenk u. Willenegger [149] auch unter physiologischen Verhältnissen beobachtet haben (Abb. 14a).

Ursächlich dürfte der Höhlenbildung bei der chronischen posttraumatischen Osteomyelitis die vorangegangene Fraktur mit ihren Knochennekrosen und der deutlich ausgeprägten Weichteilzerstörung zugrunde liegen. Je nach Ausdehnung der Knochenfraktur und ihrer Lokalisation kann das morphologische Bild der chronischen posttraumatischen Osteomyelitis besonders in Gestalt und Ausdehnung der Höhlenbildung weitgehend modifiziert werden.

5.2.2 Feingewebliche Einteilung der chronischen posttraumatischen Osteomyelitis

In der Literatur wird immer wieder auf die große Vielfalt des pathologisch-anatomischen Bildes der chronischen hämatogenen und posttraumatischen Knocheninfektion hingewiesen [96, 100, 102, 163, 183, 190]. Konsequenterweise leitete Lauche [100] daraus ab, daß eine Einteilung der chronischen Osteomyelitis nach histologischen Gesichtspunkten, z. B. nach der Zusammensetzung des Exsudates, wenig Sinn habe, da oft gleichzeitig verschiedene Formen zu finden seien. Auch Kreuscher u. Hueper [96] haben bei ihren histologischen Untersuchungen, bei denen sie zur Beurteilung der chronischen Osteomyelitis das oberflächliche Granulationsgewebe herangezogen haben, sowohl eitriges als auch „sauberes" Granulationsgewebe gleichzeitig nebeneinander festgestellt.

Auch wir haben in unserem Untersuchungsgut mit überwiegend posttraumatischer Osteomyelitis immer wieder ein Nebeneinander von eitriger Entzündung mit Knochennekrosen und Knochenabbau bzw. einem unterschiedlich alten Narbengewebe mit Rundzellinfiltra-

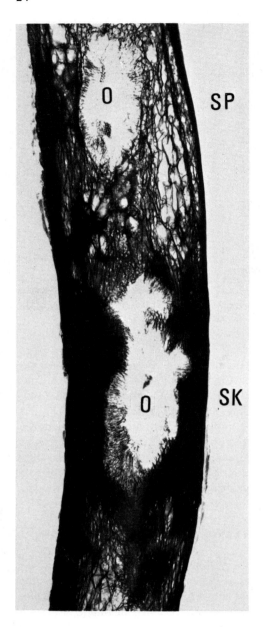

Abb. 12. Chronische posttraumatische Osteomyelitis (seit 25 Jahren bekannt). Pathologisch-anatomisches Röntgenbild (etwa 5 mm dicke Scheibe): ausgedehnte Spongiosierungen (*SP*), Sklerosierungen (*SK*) und osteomyelitische Höhlen (*O*)

tion und mehr oder weniger ausgeprägtem Knochenanbau beobachtet. Eine Gliederung dieses häufig verwirrenden histologischen Bildes der chronischen posttraumatischen Knochenentzündung ist sicher problematisch — mit zunehmender Erfahrung ließen sich jedoch immer sicherer die beobachteten histologischen Bilder bestimmten Phasen der chronischen posttraumatischen Knocheninfektion zuordnen. Eine solche Einteilung ist eine wesentliche Voraussetzung, um Einblick in den jeweiligen Aktivitätsgrad der Entzündung zu erhalten,

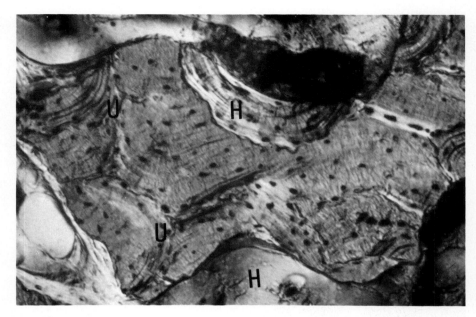

Abb. 13. Differentialinterferenzkontrastbild eines groben Knochenbälkchens der umgebauten Kompakta mit Umbaulinien (*U*) sowie Anteile von Haver-Kanälchen (*H*)

die Befunde untereinander zu vergleichen und so die Erfahrung zu gewinnen über den Verlauf der chronischen posttraumatischen Osteomyelitis und die Bedeutung einzelner Behandlungsmethoden. Dementsprechend hatten wir die Gesamtheit der histologischen Veränderungen bei der chronischen posttraumatischen Osteomyelitis in 3 Grundformen gegliedert [16, 93, 94]:

1. Chronisch-aggressive posttraumatische Osteomyelitis:
Faserarmes zellreiches Granulationsgewebe mit dichterer entzündlicher, besonders granulozytärer Infiltration, vielfach nekrotisches Knochengewebe, z. T. mit ausgeprägten Abbauvorgängen (Abb. 15a).

2. Chronisch-persistierende Osteomyelitis:
Wenig zellreiches, mäßig kapillar- und faserreiches Gewebe mit lockerer, meist etwas herdförmig betonter rundzelliger, kaum granulozytärer Infiltration. Knochengewebe mit eindeutigem Überwiegen der Knochenanbauvorgänge, selten Knochennekrosen (Abb. 15b).

3. Chronisch-narbige Osteomyelitis:
Verschwieltes zellarmes Narbengewebe mit eingebauten vitalen oder nekrotischen Knochenbälkchen, ohne nennenswerte rundzellige Infiltration (Abb. 15c).

Die histologische Beurteilung der chronischen posttraumatischen Osteomyelitis kann jedoch nur dann eine Aussagekraft haben, wenn der Pathologe im gleichen Fall mehrere, jeweils zur gleichen Zeit entnommene und besonders gekennzeichnete Gewebsproben vom

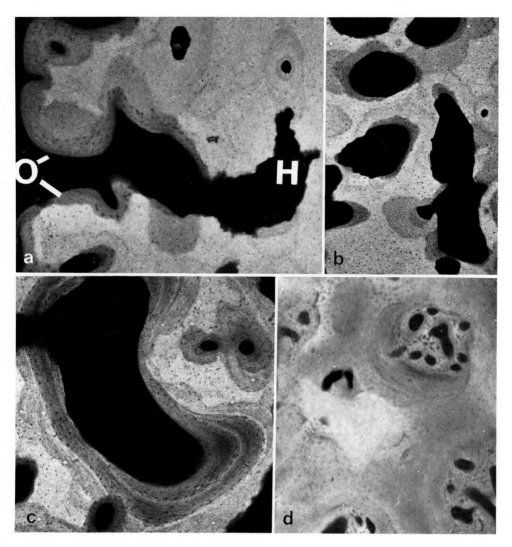

Abb. 14a–d. Chronische posttraumatische Osteomyelitis. Mikroradiogramm: zeitlicher Ablauf der Umbauvorgänge **a** Intrakanalikuläre Osteogenese an der Außenseite der Kompakta: Howship-Lakunen (H) sowie Bildung von Osteoid (O), im Längsschnitt getroffen; **b** ausgedehnte Umbauvorgänge im Inneren der Kompakta, längs- und quergetroffen; **c** konzentrischer Knochenanbau von lamelliertem Knochen im Inneren der erweiterten Kanäle **d** oder Ausfüllung der entstandenen Defekte durch Faserknochen (Vergr. 80:1)

Knochen und von den Weichteilen untersuchen kann. Es hat sich als praktisch herausgestellt, in einer Skizze oder besser noch einem intraoperativen Foto den jeweiligen Ort der Entnahme der Gewebsprobe zu markieren (vgl. Kap. 4). So besteht z. B. im Rahmen von zeitlichen Verlaufsbeobachtungen die Möglichkeit, an einer umschriebenen Stelle über den jeweiligen Grad der Entzündung Auskunft zu geben (vgl. Kap. 6).

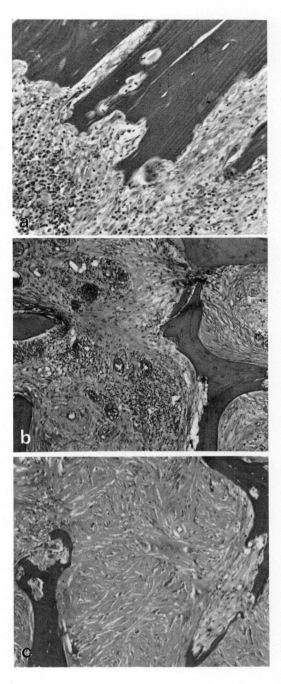

Abb. 15a–c. Chronische posttraumatische Osteomyelitis. **a** Chronisch-aggressive Osteomyelitis: Knochennekrosen, deutlicher Knochenabbau, zellreiches Granulationsgewebe, überwiegend mit neutrophilen Granulozyten (HE, Vergr. 120:1). **b** Chronisch-persistierende Osteomyelitis: überwiegend vitales Knochenbälkchenwerk mit Knochenanbau, jüngeres Narbengewebe mit mäßigen herdförmigen rundzelligen Infiltraten (HE, Vergr. 75:1). **c** Chronisch-narbige Osteomyelitis: nekrotische Knochenbälkchen mit länger zurückliegendem Knochenabbau, von altem Narbengewebe umgeben, ohne nennenswerte entzündliche Infiltration (HE, Vergr. 75:1)

5.2.3 Angiologische Befunde

In den vorangehenden Abschnitten (5.1, 5.2.1, 5.2.2) wurde verschiedentlich auf die *Knochennekrosen* hingewiesen, die häufiger im Verlauf der chronischen Osteomyelitis zu beobachten sind. Solche Knochennekrosen können auf verschiedenem Weg zustande kommen: Sie können unmittelbar durch das zur Fraktur führende Trauma entstehen, wobei es sich um abgesprengte Knochenpartikel oder um durch das Trauma geschädigte *Frakturenden* handeln kann. Oder aber Bakterientoxine führen über eine Schädigung der Osteozyten zu Knochennekrosen [169]. Weiter können Durchblutungsstörungen des unmittelbar betroffenen Knochengewebes durch osteosynthetische Maßnahmen Knochennekrosen nach sich ziehen, wobei die Bedeutung der verschiedenen therapeutischen Maßnahmen für die Entstehung der Knochennekrosen unterschiedlich beurteilt wird [4, 140, 158].

Darüber hinaus ist für die Pathogenese der chronischen posttraumatischen Knocheninfektion noch ein weiterer Faktor herauszustellen, der die Entstehung und Fortentwicklung der Knochennekrosen begünstigen kann: In früheren Untersuchungen wurde verschiedentlich auf Stenosen in präparierten Arterien hingewiesen, wie sie duch eine sekundäre Arteriitis im Rahmen der chronischen Knocheninfektion entstehen können [93]. Auch ist bekannt, daß mit dem Älterwerden einer entzündlich bedingten Narbe die Zahl der Blutgefäße im Narbengewebe abnimmt [27]. Sowohl durch die sekundäre stenosierende Arteriitis als auch durch die Reduzierung der Arteriolen im Narbengewebe kann die Durchblutung der Entzündungsherde vermindert werden, wobei zunehmend der Antransport der Nährstoffe und der Antibiotika an den Infektionsherd herabgesetzt wird [92, 93].

Wir konnten in unserem Untersuchungsgut insgesamt 36 Angiogramme mit den verschiedenen Formen der chronischen posttraumatischen Knochenentzündung untersuchen[6]. Für die Auswirkung entscheidend ist es dabei, ob größere oder kleinere Arterien mit in den Entzündungsprozeß einbezogen werden. Entsprechend orientiert sich die Darstellung der erhobenen angiologischen Befunde bei der chronischen Knocheninfektion zum einen am histologischen Typ, zum anderen am Kaliber der betroffenen Arterien.

In 5 Fällen war es dabei zu entzündlich bedingten Veränderungen *größerer* Arterien gekommen [17].

Fall 6

Anamnese: 45jährige Frau. Nach Fraktur des oberen Sprunggelenkes mit nachfolgender posttraumatischer Osteomyelitis Arthrodese des oberen Sprunggelenkes. Amputation 10 Monate nach dem Unfall.

Angiologisch: Kontrastmittelstopp der A. dorsalis pedis mit Ausbildung eines Kollateralkreislaufes (Abb. 16a, b).

Histologisch: chronisch-aggressive Osteomyelitis sowie fortgeschrittene sekundäre Arteriitis mit stenosierender Thrombose der A. dorsalis pedis.

Bei diesem Fall stand ein Kollateralkreislauf über die A. tibialis posterior zur Verfügung, so daß keine Durchblutungsstörungen im Bereich des Fußes manifest wurden. Hier bildete die

---

[6] Histologisch zeigte sich auf Querschnitten durch die großen Arterien im entzündungsfreien Bereich höchstens eine leichtgradige, wenig stenosierende Arteriosklerose

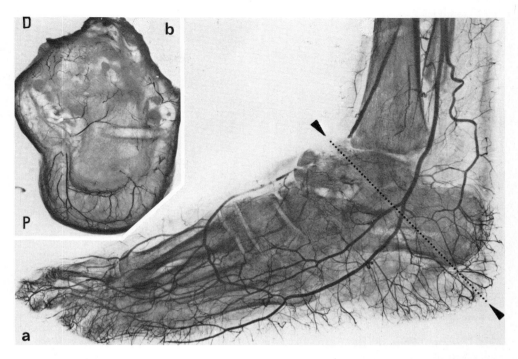

Abb. 16a, b. Chronische posttraumatische Osteomyelitis. **a** Pathologisch-anatomisches Übersichtsangiogramm bei Zustand nach 10 Monate zurückliegender offener Fraktur des oberen und unteren Sprunggelenkes mit nachfolgender Arthrodese des oberen Sprunggelenkes. Kontrastmittelstop durch chronische Arteriitis und Thrombose der A. dorsalis pedis. **b** Scheibenangiogramm in der in **a** durch *Pfeile* markierten Schnittebene: Blutversorgung der osteomyelitischen Höhle über Anastomosen der A. tibialis posterior. *D* dorsal, *P* plantar

fortgeschrittene chronisch-aggressive Osteomyelitis im Bereich des oberen Sprunggelenkes die Indikation zur Amputation.

Sind jedoch mehrere Arterien im Bereich eines osteomyelitischen Herdes mit in den entzündlichen Prozeß einbezogen, so kann trotz vorhandener Kollateralen eine Durchblutungsstörung resultieren.

Fall 7

Anamnese: 34jähriger Mann. Durch Motorradunfall Schienbeinkopfbruch, offene Unterschenkelfraktur rechts, Fersenbeinbruch rechts und links.

Klinischer Befund und Therapie: Behandlung mit Fixateur externe, Sequestrotomie, Spongiosaplastik. Ausbildung einer fast faustgroßen osteomyelitischen Höhle im Bereich des rechten Fersenbeines. 3 Monate nach dem Unfall Durchblutungsstörungen der 1.–3. Zehe rechts mit nachfolgender trockener Gangrän. Amputation des Unterschenkels fast 4 Monate nach dem Unfall.

Pathologisch-anatomischer Befund:
a) Makroskopisch: fast faustgroße osteomyelitische Höhle im Bereich des Fersenbeines unter Einbeziehung des oberen Sprunggelenkes mit mehreren kleineren Knochensequestern der distalen Tibia sowie trockene Gangrän der 1.–3. Zehe rechts.

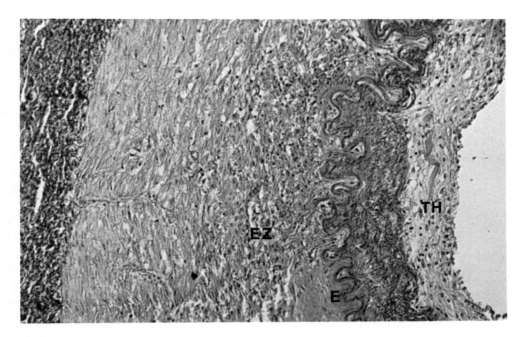

Abb. 17. Chronische posttraumatische Osteomyelitis. Sekundäre rezidivierende Arteriitis und organisierte parietale Thrombose in einem Ausschnitt der A. tibialis posterior rechts mit nachfolgender Gangrän der 1.–3. Zehe rechts. *EZ* Entzündungszellen in der Media der Arterienwand, *E* Elastica interna, *TH* organisierte Thrombose. (EvG, Vergr. 160:1)

b) Mikroskopisch: fortgeschrittene chronisch-aggressive Osteomyelitis mit Knochennekrosen. Auf Serienschnitten sekundäre Arteriitis der A. tibialis posterior mit organisierten Thromben (Abb. 17) sowie weniger fortgeschrittene Arteriitis der übrigen Fußarterien.

Hier hatte sich – wohl wegen der entzündlichen Mitbeteiligung mehrerer Arterien des Fußes – eine nicht ausreichende Anzahl von Kollateralen gebildet, so daß es zur Gangrän der Zehen kam, die im Zusammenhang mit der fortgeschrittenen Osteomyelitis die Unterschenkelamputation notwendig machte.

Bei fortgeschrittener posttraumatischer Knocheninfektion können nicht nur in seltenen Fällen die großen Arterien des Weichteilgewebes in die Entzündung mit einbezogen sein, sondern die schwelende Infektion kann auch auf die Knochenarterien, besonders die A. nutritia übergreifen.

Fall 8

Anamnese: 67jähriger Mann. Offene Fraktur der Tibiadiaphyse, Druckplattenosteosynthese, Amputation im Oberschenkel 3 Monate nach dem Unfall wegen fortgeschrittener Osteomyelitis und Knochennekrosen.

Angiographisch (Abb. 18a, b): z. T. erkennbare Knochendurchblutung mit „Stromumkehr"[7], z. T. avaskulärer Knochen.

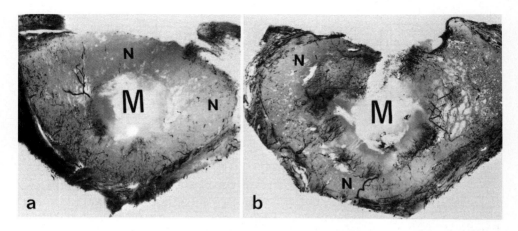

Abb. 18a, b. Chronische posttraumatische Osteomyelitis. Mikroangiogramm der Tibia (Diaphyse) auf verschiedenen Schnittebenen bei Zustand nach 3 Monate zurückliegender offener Tibiaschaftfraktur. Unterschiedlich ausgeprägte avaskuläre und nekrotische Knochenbezirke (N). M Markraum. **a** distaler Tibiaschaft, **b** proximaler Tibiaschaft

Histologisch: Knochennekrosen im Bereich des avaskulären Knochens. Zerstörung der A. nutritia durch die schwere Entzündung im Rahmen der fortgeschrittenen chronisch-aggressiven Osteomyelitis.

Was die Häufigkeit der verschiedenen Formen der chronischen Osteomyelitis (vgl. 5.2.2) bei der sekundären Arteriitis größerer Arterien betrifft, so haben wir 3mal die chronisch-aggressive, 2mal die gemischte Form der chronischen Knocheninfektion beobachtet. Eine chronisch-narbige bzw. chronisch-persistierende Osteomyelitis fand sich in diesem Zusammenhang nicht, wohl weil sich bei dieser blanden Form der Entzündung eine sekundäre Arteriitis größerer Arterien nicht oder nicht stark genug entwickelt, so daß sich bei der langsam fortschreitenden Entzündung genügend Kollateralen entwickeln können.

Es hat sich also gezeigt, daß für den Verlauf der chronischen posttraumatischen Knocheninfektion zahlenmäßig die Beteiligung *größerer* Arterien von untergeordneter Bedeutung ist, jedoch im Einzelfall die sekundäre Arteriitis größerer Arterien entscheidend Einfluß auf den Krankheitsverlauf der Knochenentzündung nehmen und die Amputation notwendig machen kann.

Die Bedeutung möglicher Durchblutungsstörungen durch entzündlich veränderte *kleinere* Arterien für den Verlauf der chronischen Knocheninfektion läßt sich hingegen wesentlich schwerer ermessen. Das deshalb, weil die Zahl der kleinen Arterien im Narbengewebe je nach Aktivitätsgrad des entzündlichen Prozesses wechselt, also bei florider Entzündung zu-, mit forschreitender Vernarbung abnimmt.

Wir konnten insgesamt 18 Angiogramme mit chronischer posttraumatischer Osteomyelitis und sekundärer Arteriitis einzelner kleinerer Arterien untersuchen.

---

7 Auf die in Fall 8 und 9 vorliegende Stromumkehr der Knochendurchblutung in zentripetale Richtung soll im folgenden nicht näher eingegangen werden

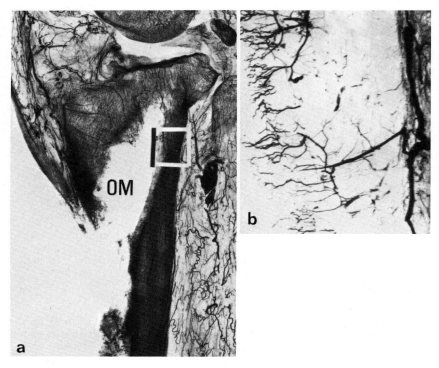

Abb. 19a, b. Chronische posttraumatische Osteomyelitis. **a** Pathologisch-anatomisches Übersichtsangiogramm einer noch nicht entkalkten 5 mm dicken Knochenscheibe bei Zustand nach 50 Jahre lang bestehender posttraumatischer Osteomyelitis. Gute Durchblutung des Knochen- und Weichteilgewebes. **b** Mikroangiogramm des in **a** markierten Ausschnittes. Gute Durchblutung des Granulationsgewebes und des Knochengewebes der osteomyelitischen Höhle

Fall 9

Anamnese: 62jährige Frau. Im Alter von 12 Jahren offene Tibiakopffraktur. Später Entwicklung einer chronischen posttraumatischen Osteomyelitis mit großer osteomyelitischer Höhle. Amputation im Oberschenkel wegen anhaltender Osteomyelitis.

Angiographisch: im Übersichtsangiogramm gute Durchblutung des Knochen- und Granulationsgewebes (Abb. 19a), im Mikroangiogramm büschelartige Anordnung der einzelnen Blutgefäße (Abb. 19b).

Histologisch: fortgeschrittene chronisch-aggressive Osteomyelitis.

In diesem Fall mit chronisch-aggressiver Osteomyelitis zeigte sich eine gute Durchblutung des osteomyelitischen Herdes.

Andere Durchblutungsverhältnisse liegen bei entzündlicher Mitbeteiligung kleinerer Arterien vor, wenn die Vernarbungsvorgänge überwiegen (chronisch-persistierende bzw. chronisch-narbige Osteomyelitis).

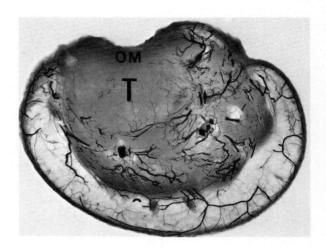

Abb. 20. Chronische posttraumatische Osteomyelitis. Scheibenangiogramm: Zustand nach viele Jahre zurückliegender offener Tibiaschaftfraktur mit geringer Durchblutung des osteomyelitischen Herdes (*OM*) im Bereich der Tibia (*T*)

Fall 10

Anamnese: 52jähriger Mann. Offene Tibiaschaftfraktur mit nachfolgender Osteomyelitis. Amputation im Oberschenkel wegen gleichzeitiger Nervenschädigung.

Angiographisch: deutliche Verminderung der Durchblutung im Bereich des osteomyelitischen Herdes (Abb. 20).

Histologisch: chronisch-persistierende Osteomyelitis.

Bei dieser Beobachtung mit chronisch-persistierender Osteomyelitis wird der Verlauf der chronischen Knocheninfektion durch die ausgeprägte Minderdurchblutung im Bereich des Entzündungsherdes bestimmt[8]. Bereits an dieser Stelle ist darauf hinzuweisen, daß es sehr häufig die im Narbengewebe liegenden kleinen Abszesse sind, die für die Rezidive der chronischen Knocheninfektion verantwortlich sind [16, 93].

---

8 Dabei muß berücksichtigt werden, daß die Durchblutung im Bereich des Tibiaschaftes schon physiologischerweise im Vergleiche zu den Epiphysen geringer ist

6 Bedeutung der Einteilung der posttraumatischen Osteomyelitis nach histologischen Kriterien für die Beurteilung des Verlaufes

Der Begriff der akuten und chronischen Osteomyelitis ist seit langem in der Literatur bekannt und wurde zunächst im Zusammenhang mit der hämatogenen Osteomyelitis verwandt [53, 100, 102, 163]. Wir hatten das morphologische Bild der chronischen Osteomyelitis nach histologischen Kriterien in 3 Stadien eingeteilt (vgl. ab 5.2.2). Die Begriffe „chronisch-aggressiv" und „chronisch-persistierend" sind aus der allgemeinen Pathologie abgeleitet [27, 103] und werden besonders in der Histopathologie der Leber verwandt [22, 57].

Die Anwendbarkeit der feingeweblichen Einteilung der chronischen Knocheninfektion bei Verlaufsbeobachtungen soll zunächst an 2 Beispielen verdeutlicht werden.

Fall 11

Anamnese: 56jähriger Mann. Dezember 1974 rechtsseitiger Unterschenkelbruch, Plattenosteosynthese, sekundäre Infektion, Pseudarthrose. Im Dezember 1977 erneute Plattenosteosynthese nach Sequestrotomie, Spongiosa- und Spalthauttransplantation.

Klinisch-röntgenologisch: $2\frac{1}{2}$ Jahre nach rechtsseitiger Unterschenkelfraktur mit Plattenosteosynthese und nachfolgender chronischer Osteomyelitis: infizierte Pseudarthrose mit Auflockerungen und Sklerosierungen des Knochengewebes bei Spongiosaplastik, trotz korrekter Stabilisierung (Abb. 21a). 4 Jahre nach dem Unfall: Weiterbestehen der infizierten

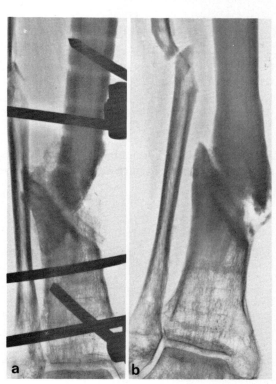

Abb. 21a, b. Chronische posttraumatische Osteomyelitis. a Klinisches Röntgenbild ($2\frac{1}{2}$ Jahre nach rechtsseitiger Unterschenkelfraktur mit Plattenosteosynthese und nachfolgender chronischer Osteomyelitis. Infizierte Pseudarthrose mit Auflockerungen und Sklerosierungen des Knochengewebes bei Spongiosaplastik, korrekte Stabilisierung. b Klinisches Röntgenbild (4 Jahre nach dem Unfall): Weiterbestehen der infizierten Pseudarthrose wegen fortschreitender Entzündung in Knochen- und Weichteilgewebe sowie Knochenauflösung. Amputation des Unterschenkels

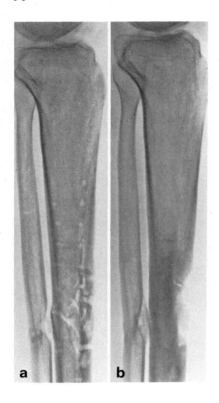

Abb. 22a, b. Chronische posttraumatische Osteomyelitis. **a** Klinisches Röntgenbild (3 Monate nach offenem Stückbruch der linken Tibia): Zustand nach Druckplattenosteosynthese und Metallentfernung bei noch nicht abgeheilter Fraktur bei posttraumatischer Osteomyelitis mit Demarkierung von Sequestern. **b** Klinisches Röntgenbild (1½ Jahre nach Sequestrotomie, Ausmuldung und Spongiosaplastik): knöcherne Überbrückung des Defektes nach Knochenausmuldung, keine Anzeichen für eine Infektion

Pseudarthrose wegen fortschreitender Entzündung im Knochen- und Weichteilgewebe sowie Osteolyse. Amputation des Unterschenkels (Abb. 21b).

Mikroskopische Untersuchung: bei den 3 verschiedenen, in Abständen von mehreren Monaten entnommenen Kontrolluntersuchungen, jeweils unbeeinflußte chronisch-aggressive Osteomyelitis mit Knochennekrosen (vgl. Abb. 15a).

Epikrise: Dem ungünstigen klinischen Verlauf entsprach die mehrfach bestätigte histologische Diagnose einer chronisch-aggressiven Osteomyelitis.

Fall 12

Anamnese: 18jähriger Mann. April 1977 offener Stückbruch des linken Schienbeins, Behandlung mit Druckplattenosteosynthese.

Klinisch-röntgenologisch: Zustand nach Druckplattenosteosynthese und Metallentfernung bei noch nicht abgeheilter Fraktur mit posttraumatischer Osteomyelitis und Demarkierung von Knochensequestern (Abb. 22a). 1½ Jahre nach Sequestrotomie, Ausmuldung und Spongiosaplastik: knöcherne Überbrückung des Defektes ohne Anzeichen für Infektion (Abb. 22b).

Mikroskopische Untersuchungen: zu Beginn der Behandlung chronisch-aggressive Osteomyelitis und nach 1½ Jahren chronisch-narbige Knocheninfektion (vgl. Abb. 15a, c).

Epikrise: Dem günstigen klinischen Verlauf entsprach auch der histologisch belegbare Übergang einer chronisch-aggressiven in eine chronisch-narbige Knocheninfektion.

Tabelle 1. Histologische und klinische Korrelation von 16 Verlaufsbeobachtungen mit akuter posttraumatischer Osteomyelitis

Gruppe	Histologisch	Klinisch
Akute Osteomyelitis → chronische Osteomyelitis	4	4
Akute Osteomyelitis → „Heilung"	7	4
Anfangs keine Osteomyelitis → später chronische Osteomyelitis	3	3
Zu keinem Zeitpunkt Osteomyelitis	2	–

Tabelle 2. Gegenüberstellung der histologischen und klinischen Verlaufsformen bei einem ausgewählten Kollektiv I (n = 61) und einem unausgewählten Kollektiv II (n = 33) bei insgesamt 94 Patienten mit chronischer posttraumatischer Osteomyelitis

Histologischer Verlauf \ Klinischer Verlauf	Primäre Infektberuhigung	Sekundäre Infektberuhigung	Fortbestehender Infekt
Günstig			
Kollektiv I (n = 33)	18	15	0
Kollektiv II (n = 10)	1	9	0
Ungünstig			
Kollektiv I (n = 28)	4	20	4
Kollektiv II (n = 23)	0	12	11
n = 94	23	56	15

Um zu klären, ob der pathologisch-anatomischen Beurteilung über den Verlauf der chronischen posttraumatischen Knocheninfektion eine über den Einzelfall hinausgehende Bedeutung zukommt, wurde ein Kollektiv von 16 Patienten mit *akuter* posttraumatischer Knocheninfektion und 2 unterschiedliche Kollektive von Patienten mit *chronischer Osteomyelitis* (61 bzw. 33 Fälle) herangezogen und z. T. miteinander verglichen (Tabelle 1 und 2).

Im Rahmen unserer Untersuchungen über histologische Verlaufsbeobachtungen nach osteosynthetisch versorgten Knochenfrakturen [15] konnten 16 Fälle mit *akuter* posttraumatischer Osteomyelitis pathologisch-anatomisch und klinisch nachuntersucht werden (s. Tabelle 1). Hier zeigte sich bei 11 der 16 Patienten eine Übereinstimmung der pathologisch-anatomischen und klinischen Diagnose (78%). 4mal konnte übereinstimmend histologisch und auch klinisch ein Übergang von der akuten zur chronischen Osteomyelitis diagnostiziert werden, bei 3 Patienten lag wenige Tage nach dem Unfall histologisch und auch klinisch noch keine Osteomyelitis vor, später waren die Dokumente einer chronischen Osteomyelitis übereinstimmend nachweisbar. Nur teilweise übereinstimmend war die klinische und histologische Untersuchung bei weiteren 7 Patienten. Hier ließ sich bei 3 Patienten (2. Untersuchung) histologisch keine Osteomyelitis diagnostizieren, während klinisch bei diesen 3 Patienten noch eindeutig eine Knocheninfektion nachzuweisen war. Diese Diskrepanz läßt sich nur so erklären, daß offensichtlich bei der chirurgischen Nachoperation kein Gewebe aus den tieferen Knochenabschnitten entfernt werden konnte, in dem die Entzündung lokalisiert war. Wegen des Fehlens von Knochengewebe ließ sich bei 2 weiteren Patienten histologisch lediglich eine lebhaft rezidivierende Entzündung des Weichteilgewebes feststellen, klinisch lag hier jedoch eindeutig eine akute Knocheninfektion vor (s. Tabelle 1).

Bei den Verlaufsbeobachtungen mit *chronischer* Osteomyelitis lagen 2 unterschiedliche Kollektive von 61 bzw. 33 Beobachtungen vor (s. Tabelle 2). In der 1. Gruppe wurden die Patienten einheitlich nach dem von Müller u. Biebrach [124] beschriebenen Schema behandelt. Die Therapie dieser Gruppe wurde insgesamt im voraus festgelegt und bestand neben einer ausreichenden Fixation der Fraktur, einem Débridement und einer Spongiosaplastik in einer lokalen Gentamycin-PMMA-Behandlung. Systemisch wurden die Antibiotika nur bei ausgedehnteren Eingriffen intraoperativ und kurzfristig postoperativ verwandt. Diesem *ausgewählten* Kollektiv wurde eine *unausgewählte* Gruppe von 33 Patienten gegenübergestellt, bei denen die wirksamen Antibiotika lediglich systemisch verabfolgt wurden, während zur lokalen Behandlung unterschiedliche Antiseptika, aber keine Antibiotika verwandt wurden.

Bei den Patienten des *ausgewählten* Kollektivs (Gruppe 1), bei denen eine lokale PMMA-Behandlung durchgeführt wurde, zeigte sich, daß alle 33 Fälle mit günstigem morphologischem Heilverlauf auch klinisch durch einen günstigen Heilungsprozeß (primäre und sekundäre Infektberuhigung) gekennzeichnet waren. Keine Beobachtung mit fortbestehendem Infekt wurde aufgrund der histologischen Untersuchungen als günstig eingestuft.

Entsprechend waren die Ergebnisse im *unausgewählten* Kollektiv (Gruppe 2). Alle Fälle, die histologisch einen günstigen Heilverlauf zeigten, konnten auch klinisch als günstig eingestuft werden. Kein klinisch ungünstiger Verlauf wurde histologisch günstig beurteilt.

Auch im folgenden stimmten morphologische und klinische Beurteilungen überein: So bestand bei 4 Patienten des 1. Kollektivs und bei weiteren 11 des 2. Kollektivs mit klinisch fortbestehendem Infekt auch pathologisch-anatomisch ein ungünstiger Verlauf, d. h. jeder klinisch ungünstige Heilverlauf zeigte auch histologisch eine unbeeinflußte chronische Osteomyelitis.

Faßt man alle Fälle der Gruppen 1 und 2 mit übereinstimmender klinischer und pathologisch-anatomischer Beurteilung zusammen, so ergibt sich eine kongruente Beurteilung für 58 der insgesamt 94 Patienten (Kollektiv 1 und 2 zusammengenommen), das entspricht 61,7% aller Patienten.

Bei den restlichen 36 Patienten beider Kollektive divergierten klinische und pathologisch-anatomische Beurteilungen (38,3%): So wurde hier der Verlauf histologisch als ungünstig beurteilt, während klinisch 4mal (Kollektiv 1) eine primäre Infektberuhigung vorlag und weitere 20 Patienten von Kollektiv 1 sowie 12 Patienten von Kollektiv 2 in die Gruppe „sekundäre Infektberuhigung" eingereiht wurden. Diese Diskrepanz wird verständlich, wenn man berücksichtigt, daß in diesen Fällen zwischen der letzten histologischen Untersuchung und der abschließenden chirurgischen Behandlung ein Zeitraum von bis zu mehreren Monaten lag.

Das bedeutet, daß die endgültige histologische Beurteilung in diesen Fällen zu einem früheren Zeitpunkt erfolgte, während danach unter der weiteren Behandlung der entzündliche Prozeß sich klinisch besserte. Um einen günstigen Verlauf keineswegs zu gefährden, wurde bei diesen Fällen aber auf eine morphologische Bestätigung der Besserung der chronischen Knocheninfektion verzichtet. Die histologische Verlaufsbeurteilung war also zu einem Zeitpunkt bereits abgeschlossen, als die klinische Behandlung und damit die klinische Verlaufsbeobachtung noch nicht beendet waren.

Zur Erklärung obiger Diskrepanz muß ein weiterer Faktor noch mitberücksichtigt werden: Es verbergen sich in diesem letztgenannten Kollektiv Patienten, bei denen klinisch zwar eine lokale Infektberuhigung erreicht werden konnte, bei denen aber in der Tiefe mikroskopisch kleine Abszesse weiter schwelten. Diese Abszesse waren dann für die ungünstige pathologisch-anatomische Beurteilung ausschlaggebend, insbesondere deshalb, weil von hier aus nicht selten erneut Rezidive der chronischen Knocheninfektion ausgehen können (s. 5.2.1).

7 Systematische Darstellung der Morphologie der Sonderformen, der Komplikationen sowie der lokalen Behandlungsfolgen der posttraumatischen Knocheninfektion

7.1 Mikroskopische und makroskopische Sonderformen

7.1.1 Plasmazelluläre Osteomyelitis

In seltenen Fällen ist die chronische posttraumatische Osteomyelitis durch zahlreiche Plasmazellen charakterisiert [16]. Für die hämatogene Osteomyelitis ist diese plasmazelluläre Form seit langem bekannt (Burckhardt, Zit. nach [102]) [184]. Lennert [102] vertritt die Meinung, daß bei der hämatogenen plasmazellulären Knocheninfektion die Abwehrkräfte des Körpers im Kampf zwischen Mikro- und Makroorganismus überwiegen, die sich in der Antikörperbildung der Plasmazellen manifestieren.

Ob diese morphologische Sonderform der chronischen posttraumatischen Knochenentzündung — wir haben sie in unserem, etwa 1500 Fälle umfassenden Untersuchungsgut nur 10mal gefunden — insgesamt für eine günstige Abwehrsituation und auch für einen insgesamt günstigen Verlauf der chronischen posttraumatischen plasmazellulären Osteomyelitis spricht, läßt sich anhand unseres Patientengutes nicht belegen (Abb. 23).

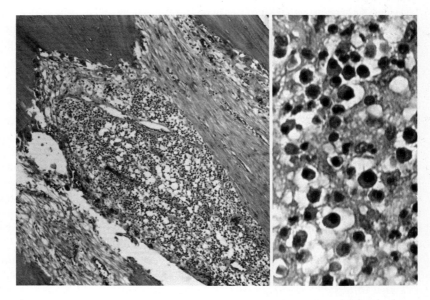

Abb. 23. Chronische posttraumatische plasmazelluläre Osteomyelitis. Deutlicher Knochenabbau und dichte plasmazelluläre Infiltrate (*linke Bildhälfte:* Übersicht. HE, Vergr. 120:1, *rechte Bildhälfte:* Ausschnittvergrößerung. HE, Vergr. 300:1)

7.1.2 Bohrlochosteomyelitis

Im Zusammenhang mit der Behandlung der chronischen posttraumatischen Knocheninfektion in Form der Drahtextension ist die sog. Bohrlochosteomyelitis bekannt [5, 9, 168]. Aufgrund der hinzugetretenen Behandlungsmethoden spielt heute bei der Genese der Bohrlochosteomyelitis neben der Drahtextension besonders auch die Verschraubung im Zusammenhang mit dem Fixateur externe eine Rolle [29].

Popkirov [134] unterscheidet dabei eine primäre Bohrlochosteomyelitis, die durch unmittelbare Infektion bei der Bohrung entsteht, von einer sekundären, die hauptsächlich auf ungenügende Fixation zurückzuführen ist.

Wir haben in unserem Untersuchungsgut von 52 Amputationspräparaten mit chronischer posttraumatischer Knocheninfektion nach Verschraubung nicht selten mehrfach in einem Präparat Beispiele von Bohrlochosteomyelitis angetroffen. Wir unterscheiden dabei eine Bohrlochosteomyelitis, die entfernt vom eigentlichen frakturnahen Infektionsherd entstanden ist, von einer solchen, die in enger räumlicher Beziehung zu dem zu behandelnden entzündlichen Knochenherd liegt. Im ersten Fall handelt es sich in der Regel um eine selbständige, durch eine Neuinfektion entstandene Osteomyelitis, während im zweiten Fall die Entzündung häufig von dem großen, ursprünglichen Entzündungsherd auf den benachbarten Bohrkanal übergegriffen hat. Ebenso wie bei der übrigen posttraumatischen Knocheninfektion waren auch hier histologisch alle unterschiedlichen Formen der chronischen posttraumatischen Knochenentzündung entwickelt (s. 5.2.2) mit auffallend winzigen Knochensequestern (Abb. 24a). Dabei ist zu fragen, inwieweit diese kleinen Knochensequester nur Teile des Knochengewebes sind, die beim Aufbohren der Knochenkanäle als „Abfall" entstanden sind. Nach vorangegangener Osteomyelitis enthielt der Bohrkanal als Ausheilungsstadium dann lediglich eine reizlose Fibrose mit jüngeren Knochenbälkchen (Abb. 24b).

7.1.3 Knocheninfektion im Zusammenhang mit der Verbundosteosynthese

Im Rahmen der *klinischen Untersuchungen* über die Verbundosteosynthese ist über die Reaktion des Knochens im *entzündungsfreien* Knochen mehrfach berichtet worden [31, 34, 125, 174]. *Histologisch* wurde 12 Monate nach Eingabe von Pallacos weder ein Knochenabbau noch die Bildung von Granulationsgewebe beobachtet [125]. Nach anderen Autoren fanden sich unter 10 von 11 Patienten mit Verbundosteosynthese in der Umgebung des Pallacos nekrotische Knochensplitter bis zu einem halben Jahr nach der Implantation, eine bedeutendere entzündliche Reaktion in Form von Rundzellen oder Fremdkörperriesenzellen fehlte. Der Beobachtungszeitraum nach Implantation des Osteosynthesematerials lag bei diesen 11 Patienten zwischen 4 Tagen und 12 Monaten [189].

Pathologisch-anatomische Mitteilungen über die posttraumatische Osteomyelitis nach Verbundosteosynthese haben wir in der vorliegenden Literatur nicht gefunden.

Unser Untersuchungsgut umfaßt 10 Fälle, bei denen es im Anschluß an eine Verbundosteosynthese zu einer chronischen posttraumatischen Knocheninfektion gekommen war. 7mal konnten bioptisch entnommenes Gewebe, 3mal amputierte Extremitäten untersucht werden.

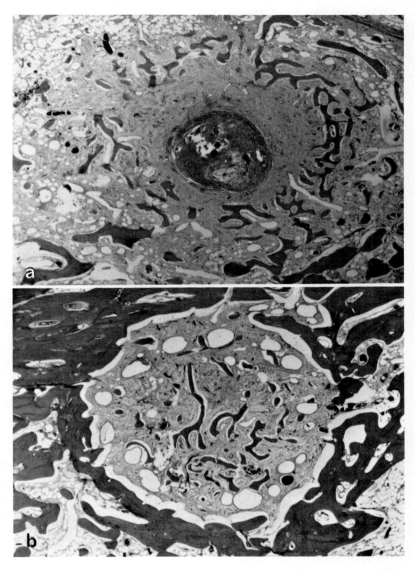

Abb. 24a, b. Bohrlochosteomyelitis. **a** Im Bohrkanal chronische Osteomyelitis mit reichlich neutrophilen Granulozyten, winzigen Knochensequestern, Narbengewebe und jüngerem Knochenbälkchenwerk (HE, Vergr. 21:1); **b** nach abgelaufener Osteomyelitis reizlose Fibrose sowie jüngere Knochenbälkchen (HE, Vergr. 21:1)

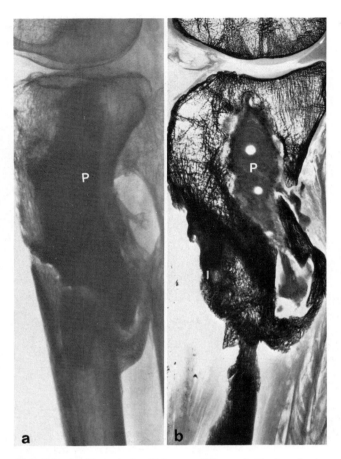

Abb. 25a, b. Chronische Osteomyelitis nach Verbundosteosynthese. **a** Klinisches Röntgenbild: infizierte Pseudarthrose der proximalen Tibia. Bruch des Zementblockes (*P*) im Pseudarthrosenspalt. Beginnende osteomyelitische Reparation in Form ausgeprägter lateraler Periostreaktion. Röntgenologisch keine Tendenz zur Sequestrierung. **b** Entsprechendes pathologisch-anatomisches Röntgenbild (etwa 5 mm dicke tiefgefrorene Scheibe des Amputationspräparates): ausgedehnte Sklerosierungen im Bereich der deformierten Metaphyse. Auflockerungen im Bereich des Tibiakopfes sowie Spaltbildung zwischen Pallacos (*P*) und angrenzendem Knochengewebe

Fall 13

Anamnese: 73jähriger Mann. Im Alter von 71 Jahren proximale Unterschenkelfraktur rechts. Versuch einer Rekonstruktion durch Verbundosteosynthese (T-Platte mit Pallacosplombe). Nach Entfernung des Osteosynthesematerials Infektion und Instabilität, später bei Belastung Fraktur und sekundäre „Heilung" in Fehlstellung. Anschließend Oberschenkelamputation.

Klinisch-röntgenologisch: infizierte Pseudarthrose der proximalen Tibia nach Verbundosteosynthese, Bruch des Pallacosblockes im Pseudarthrosenspalt, einsetzende Reparation in Form ausgeprägter lateraler Periostreaktion ohne röntgenologisch ablesbare Sequestrierung (Abb. 25a).

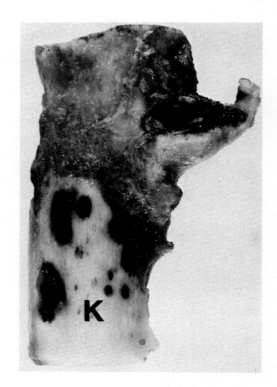

Abb. 26. Amputationsstumpfosteomyelitis. Nach Amputation des linken Femurs wegen chronischer Knochenentzündung hat sich ein charakteristischer Kronensequester (*K*) im Amputationsstumpf gebildet

Pathologisch-anatomisches Röntgenbild: Pseudarthrose im Bereich der Metaphyse der proximalen Tibia mit starken Auflockerungen und Sklerosierungen des Knochens, Bruch des Knochenzementes, Spaltbildung zwischen Pallacos und Knochengewebe sowie Kallusbildung (Abb. 25b).

Histologisch: teils chronisch-aggressive, teils chronisch-persistierende Osteomyelitis.

7.1.4 Amputationsstumpfosteomyelitis

Im Zusammenhang mit dieser Form der Knocheninfektion macht Burri [29] auf die im Röntgenbild typische Zeichnung mit Rarefizierung und herdförmiger Auflösung der Knochenstruktur mit periostaler Reaktion unter Ausbildung des charakteristischen Kronensequesters aufmerksam. Auch schalenförmige Sequestrierungen wurden beobachtet [131, 134].

Wir haben die Amputationsstumpfosteomyelitis 8mal gefunden. Dabei gelangten 3mal Stumpfpräparate (Abb. 26) und 5mal bioptische Gewebsproben zur Untersuchung.

Entsprechend unserer Einteilung der chronischen posttraumatischen Knocheninfektion haben wir – je nach dem Aktivitätsgrad der Entzündung – 4mal eine „chronisch-aggressive" und 4mal eine „chronisch-persistierende" Osteomyelitis diagnostiziert (s. Kap. 5.2.2).

Pathogenetisch sind 2 Wege möglich: Es kann sich zum einen um ein „echtes Rezidiv" handeln, das vom ursprünglichen (primären) osteomyelitischen Herd seinen Ausgang genommen hat. Das ist häufig der Fall, wenn die Amputation wegen des ursprünglichen Entzündungsherdes nicht hoch genug erfolgen konnte und noch entzündlich verändertes Knochen-

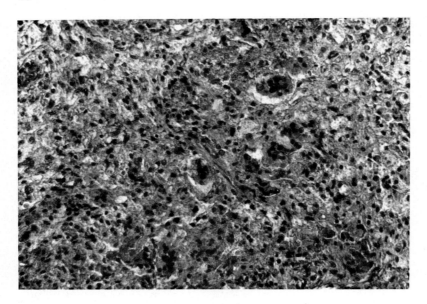

Abb. 27. „Tumorförmige" Osteomyelitis. Im Rahmen einer chronischen posttraumatischen Knocheninfektion hat sich ein Granulationsgewebe, bestehend aus Histiozyten, Lymphozyten und mehrkernigen Riesenzellen gebildet (HE, Vergr. 300:1)

oder Weichteilgewebe belassen werden mußte. Zum anderen ist aber auch eine Neuinfektion im Bereich des im Gesunden resezierten Knochens möglich, die dann zum Ausgangspunkt des neuen „Rezidivs" wird.

7.1.5 „Tumorförmige" Osteomyelitis

Albertini [2] charakterisierte als Erster diese Form der Knocheninfektion, bei der ein riesenzellhaltiges, mäßig zellreiches Bindegewebe vorliegt. Wir haben diese Form der chronischen Knocheninfektion 2mal gefunden (Abb. 27). Im übrigen zeigt das histologische Bild keine von den anderen Formen der chronischen Osteomyelitis abweichende Veränderungen. Auch sind uns Besonderheiten im klinischen Verlauf nicht bekannt geworden.

7.1.6 Posttraumatische Knocheninfektion im Zusammenhang mit der Osteochondrodysplasie

Mitteilungen aus der Literatur haben wir in diesem Zusammenhang nicht gefunden.

Fall 14

Anamnese: Bei dem jetzt 18jährigen Patienten war es bei bekannter Osteogenesis imperfecta im Bereich des rechten Oberschenkels 6mal zu Spontanfrakturen gekommen. Die 4. Spontanfraktur wurde durch eine Plattenosteosynthese versorgt. Eine zunehmende Beinverkürzung machte eine spätere Verlängerungsosteotomie notwendig. Nach der jetzigen, der 6.

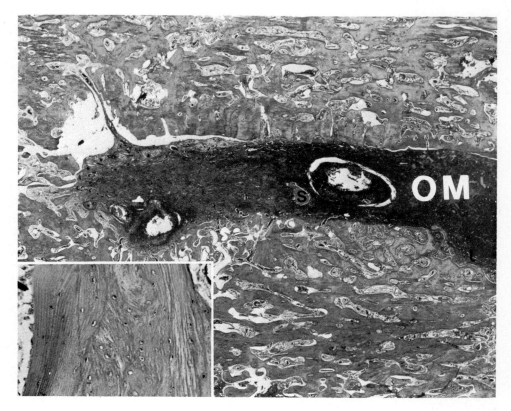

Abb. 28. Posttraumatische Osteomyelitis bei Osteogenesis imperfecta tarda. Zustand nach 6facher Spontanfraktur des rechten Femurs, Plattenosteosynthese und Verlängerungsosteotomie. Übersicht: Markphlegmone (*OM*) und kleiner Knochensequester (*S*) sowie unregelmäßiges leichtgradig aufgelockertes kompaktes Knochengewebe mit reichlichem Anteil von Faserknochen (HE, Vergr. 4:1). Ausschnittvergrößerung: kleines Knochenbälkchen z. T. aus Faserknochen (HE, Vergr. 100:1)

Spontanfraktur stellten sich ausgeprägte Wundheilungsstörungen ein, und es wurde klinisch eine Osteomyelitis diagnostiziert, so daß das Bein im Oberschenkel amputiert werden mußte.

Histologisch: stark aufgelockerte Kompakta, überwiegend aus Faserknochen bestehend und große Markphlegmone mit kleinen Knochensequestern (Abb. 28).

Das histologische Bild der Osteogenesis imperfecta wird grundsätzlich durch den mit der Erkrankung einhergehenden allgemeinen Mesenchymdefekt, die fehlende Kollagensynthese und die mangelhafte Knochenneubildung geprägt [1]. Im Zusammenhang mit der chronischen Osteomyelitis fällt ein grobes, unregelmäßiges, wenig verschmächtigtes, spongiöses Knochengewebe auf. Die sonst bei der Osteogenesis imperfecta auftretende Osteoporose und der osteozytäre Knochenabbau werden offenbar durch eine Knochenneubildung „kompensiert", die als Reiz durch den chronischen Entzündungsprozeß auftritt.

7.2 Komplikationen der chronischen posttraumatischen Osteomyelitis

Die Komplikationen, die im Zusammenhang mit der chronischen posttraumatischen Knocheninfektion auftreten, lassen sich in 2 Gruppen unterteilen: je nachdem, ob diese Komplikationen am Orte der chronischen Osteomyelitis selbst entstehen [1] oder ob sie sich auf den ganzen Körper auswirken, d. h. ob also die chronische Osteomyelitis zur Ursache einer allgemeinen Erkrankung wird [2].

7.2.1 Lokale Komplikationen

Pseudarthrose
Klinisch-szintigraphisch werden die Pseudarthrosen in eine hypertrophe, biologisch reaktionsfähige kallusreiche, eine atrophische, nicht reaktionsfähige kalluslose Form sowie eine oligotrophe Pseudarthrose mit vitalen Knochenfragmenten unterschieden [192]. Experimentell gelang es, einzelne oder alle 3 Formen der Pseudarthrose zu reproduzieren [43, 44, 85, 121, 150]. Dabei konnte gezeigt werden, daß die reaktionsfähige, hypertrophe Pseudarthrose im Experiment allein durch ausreichende Fixation knöchern durchbaut wird und abheilen kann [44, 121, 150].

Da auch nach klinischer Erfahrung die hypertrophe Pseudarthrose allein durch ausreichende Stabilität einwandfrei abheilt [121], ist es nicht verwunderlich, daß der Pathologe diese Form der Pseudarthrose selten sieht. Das heißt, das Untersuchungsgut des Pathologen besteht ganz überwiegend aus Gewebsproben, die bei oligotrophen oder atrophischen Pseudarthrosen entnommen werden. Auch lassen die intraoperativ entfernten Gewebsproben häufig eine Zuordnung zum topographischen Gesamtzusammenhang des Knochens vermissen. Deswegen sind z. B. Aussagen über die der Pseudarthrose zugrundeliegenden Ursachen, etwa unterschiedlicher Druck auf unterschiedliche Stellen — wie sie das Experiment gestattet [121] — an den kleinen, intraoperativ beim Menschen entnommenen Gewebsproben in der Regel nicht möglich.

Wenn der Pathologe schon bei der nichtinfizierten Pseudarthrose nur wenige hypertrophe Formen dieses Falschgelenkes diagnostizieren kann, wieviel seltener sieht er sie erst bei der infizierten Pseudarthrose, wo die Masse des reaktionsfähigen Knochengewebes ohnehin schon stark vermindert ist. Außerdem sind Zuordnungen der mit der Pseudarthrose im Zusammenhang stehenden Gewebsdifferenzierungen zu bestimmten Ursachen noch weiter durch die Entzündung erschwert.

Allgemein sind folgende Störungen der Frakturheilung bzw. folgende Erkrankungen für die Entstehung der Pseudarthrosen bekannt [192]:
1. lokale Instabilität,
2. Devitalisierung der Fragmente,
3. Infektion.

Die infizierte Pseudarthrose, um die es im Zusammenhang mit der posttraumatischen Knocheninfektion geht, fand Mittelmeier [117] unter 182 Fällen mit chronischer posttraumatischer Osteomyelitis und unterschiedlicher Lokalisation bei 16,8% der Patienten. Häufigste Lokalisation der infizierten Pseudarthrose ist die Tibia [134, 137, 192], wobei die distale Schafthälfte der Tibia besonders häufig betroffen ist [134, 192].

Als Gründe für den häufigen Sitz der infizierten Pseudarthrosen in der Tibia nennen Weber und Cech [192] u. a.: häufige offene Frakturen der Tibia sowie häufige unfall- bzw.

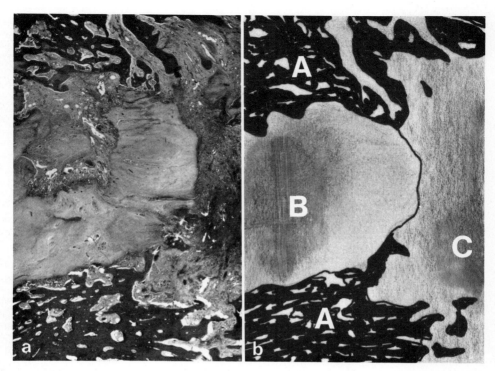

Abb. 29a, b. Komplikation bei chronischer posttraumatischer Osteomyelitis: infizierte Pseudarthrose. Lupenmikroskopische Übersichtsaufnahme (a) mit entsprechender schematischer Zeichnung (b): Zwischen dem Knochengewebe der beiden Frakturenden (*A*) hat sich in der Umgebung des dicht entzündlich infiltrierten Granulationsgewebes (*C*) Knorpelgewebe (*B*) entwickelt (HE, Vergr. 9 : 1)

operationsbedingte Devitalisierungen in diesem Bereich. Bei einer Fraktur der Tibia sind einzelne Knochenbruchstücke wegen der durch den schmalen Weichteilmantel bedingten ungünstigen Knochendurchblutung stark nekrosegefährdet. Bei vorliegendem Knocheninfekt kommt es daher leicht zur Ausbildung einer „infizierten Defektpseudarthrose" [192].

Der histologische Aufbau einer Pseudarthrose mit unterschiedlich faserreichem, häufig zellarmem Bindegewebe, einem unterschiedlich ausgedehnten Faserknorpelgewebe im Pseudarthrosenspalt sowie einer wechselnden endostalen und periostalen bzw. fehlenden Ossifikation im angrenzenden Knochengewebe ist bekannt [99].

In unserem Untersuchungsgut haben wir in 71 Fällen histologisch den Verdacht einer infizierten Pseudarthrose gestellt. Dabei bestimmten die genannten feingeweblichen Merkmale das histologische Bild, wobei in unterschiedlicher Intensität die Dokumente einer chronischen Osteomyelitis hinzutraten (Abb. 29a, b).

Gelenkbeteiligung bei chronischer posttraumatischer Knocheninfektion
Die entzündliche Mitbeteiligung der Gelenke wird bei der hämatogenen Osteomyelitis durch die besondere Art der Gefäßversorgung des Knochens im gelenknahen Teil erklärt [178]. Hingegen wird die Beteiligung der Gelenke bei der posttraumatischen Osteomyelitis von der

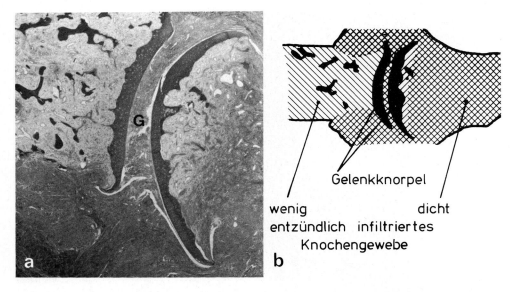

Abb. 30a, b. Komplikation bei chronischer posttraumatischer Osteomyelitis: Gelenkempyem. a Lupenmikroskopische Übersicht. b schematische Zeichnung: eitrige Osteomyelitis von einem Zehenglied über das Gelenk (*G*) auf das benachbarte Zehenglied übergreifend (HE, Vergr. 6:1)

Lokalisation der vorangegangenen Fraktur bestimmt [29]. Als Folgezustände eines Gelenkempyems sind — je nach Art der entzündlichen Mitbeteiligung des Gelenkknorpels und der Gelenkkapsel — eine unvollständige oder vollständige Ankylose bekannt [58, 98].

Pathogenetisch sind hierfür 2 Wege möglich: Bei einer traumatischen Mitbeteiligung der knorpeligen Gelenkoberfläche können die die Osteomyelitis verursachenden Bakterien unmittelbar in die Gelenkhöhle gelangen. Weiter ist bekannt, daß die Entzündung durch unmittelbares Übergreifen vom Weichteilgewebe, das den osteomyelitischen Herd umgibt, auf die Gelenkkapsel fortschreitet. Auch können über Lymphspalten und Kapillaren, besonders über Anastomosen zwischen epiphysealen und synovialen Kapillaren Keime in die Gelenkkapsel verschleppt werden [29, 118].

In unserem Untersuchungskollektiv fand sich bei einem 42jährigen Diabetiker im Anschluß an eine Verletzung des Mittelgliedes der 4. Zehe rechts eine chronische Osteomyelitis, die über eine Entzündung der Gelenkkapsel mit Gelenkempyem auf das Endglied übergegriffen hatte (Abb. 30).

Beeinflussung der Epiphysenfuge bei chronischer posttraumatischer Osteomyelitis
Aus der Literatur ist bekannt, daß bei der hämatogenen Osteomyelitis im jugendlichen Alter die gelenknahe Lokalisation der chronischen Knocheninfektion zu einer Beteiligung des Epiphysenknorpels führen kann. Dabei sind grundsätzlich 2 unterschiedliche Formen der Einwirkung und damit zusammenhängend unterschiedliche Folgeerscheinungen möglich: Eine entzündliche Reizung des Knorpelgewebes kann zu einem reaktiven unkoordinierten Längenwachstum des betreffenden Röhrenknochens führen. Ist der Epiphysenknorpel unmittelbar in die eitrige Entzündung miteinbezogen bzw. sind Teile des Knorpelgewebes zer-

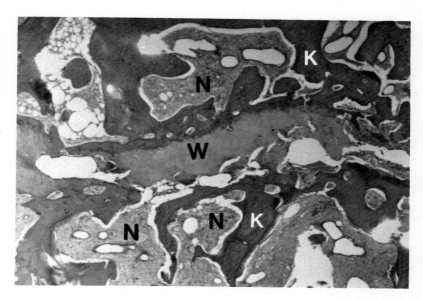

Abb. 31. Komplikation bei chronischer Osteomyelitis: Beteiligung der Wachstumsfuge. Lupenmikroskopische Übersicht. Reste einer Wachstumsfuge (*W*) in der proximalen Tibia eines 20jährigen: spongiöses Knochengewebe mit ausgedehnten Umbauvorgängen (*K*) von lockerem Narbengewebe (*N*) umgeben (HE, Vergr. 8:1)

stört, so kann das Knochenwachstum sistieren und eine Verkürzung der entsprechenden Extremität resultieren. Ist das Wachstum abgeschlossen, kann eine in diesem Bereich aufgetretene Knocheninfektion natürlich nicht mehr zu einer Wachstumsstörung führen [100, 102].

In unserem Untersuchungsgut fand sich lediglich 1 Fall, in dem eine Beteiligung der Wachstumsfuge im Zusammenhang mit einer chronischen posttraumatischen Osteomyelitis nachgewiesen werden konnte. Es handelte sich dabei um einen 17jährigen Mann, bei dem sich histologisch Reste der proximalen Epiphysenfuge der Tibia links in einem Herd mit chronischer Osteomyelitis beobachten ließen. Da das Wachstum zum Zeitpunkt der Osteomyelitis bereits abgeschlossen war, traten keine Störungen des Längenwachstums ein (Abb. 31).

Pathologische Fraktur

Diese Form der Fraktur ist eine der gefürchteten Spätkomplikationen der chronischen posttraumatischen Knocheninfektion [165]. Unser bioptisches Untersuchungsgut umfaßt 26 Fälle, bei denen eine pathologische Fraktur im Zusammenhang mit einer chronischen posttraumatischen Osteomyelitis aufgetreten war. 15mal lag die aggressive, 11mal die persistierende Form der chronischen Knochenentzündung vor. In einem Fall war eine Amputation notwendig geworden (s. 8.1.1, S. 73).

Fall 15

Anamnese: 59jähriger Mann. Im Alter von 55 Jahren Schienbeinkopftrümmerbruch rechts. $\frac{1}{2}$ Jahr nach dem Unfall Kniegelenksversteifung, postoperativ chronische Osteomyelitis.

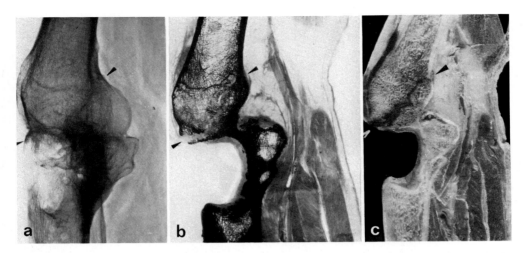

Abb. 32a–c. Komplikation bei chronischer Osteomyelitis: pathologische Fraktur. **a** Klinisches Röntgenbild (4 Jahre nach Schienbeinkopftrümmerbruch mit anschließender Arthrodese): ganz frische Oberschenkelrollenfissur (▼); **b** entsprechendes pathologisch-anatomisches Röntgenbild (etwa 5 mm dicke tiefgefrorene Scheibe aus dem Kniegelenksbereich des Amputationspräparates): frische pathologische Fraktur (▼) innerhalb der stark aufgelockerten Femurkondylen, **c** entsprechendes makroskopisches Übersichtsbild: frische pathologische Fraktur (▼) mit Einblutungen im Bereich der Femurkondylen

Nachfolgend Kniegelenksarthrodese. 4 Jahre nach dem Unfall erneuter Sturz mit Bruch des versteiften Knies im Bereich der Femurkondylen. Nachfolgend Amputation.

Klinisch-röntgenologisch: nach altem Schienbeinkopftrümmerbruch und anschließender Arthrodese ganz frische Oberschenkelrollenfissur (Abb. 32a).

Pathologisch-anatomisches Röntgenbild: ausgeprägte Sklerosierung im Randbereich der osteomyelitischen Höhle und ganz frische Fraktur (Abb. 32b).

Makroskopisch: frische Fraktur und Einblutungen oberhalb der osteomyelitischen Höhle im Bereich des versteiften Kniegelenkes (Abb. 32c).

Myositis ossificans
Diese örtliche Komplikation der chronischen Osteomyelitis ist vergleichsweise selten [100]. In unserem Untersuchungsgut haben wir sie nicht beobachtet.

Massive entzündlich bedingte Blutungen
Als weitere, offenbar ebenfalls seltene örtliche Komplikation einer chronischen Knochenentzündung sind Blutungen bekannt [100, 134]. Diese können im kapillarreichen Granulationsgewebe entstehen, das häufig die Fistelkanäle auskleidet, oder sie können unmittelbar von Arterien und Venen ausgehen, die durch eine akute, z. T. nekrotisierende Entzündung mit Zerstörung der Gefäßwand geschädigt werden. Unser Untersuchungsgut enthält keine derartige Komplikation.

Gutartige Hyperplasie der Epidermis

Diese auch als pseudokarzinomatöse Wucherung der Epidermis bzw. Morbus Gottron bezeichneten Veränderungen der äußeren Haut werden nicht selten am Rande osteomyelitischer Höhlen beobachtet [21, 56, 196]. Sie können so ausgedehnt sein, daß klinisch und morphologisch die Unterscheidung zum Karzinom schwer sein kann [75].

In unserem Untersuchungskollektiv haben wir 4 Amputationspräparate mit ausgedehnter gutartiger Epidermishyperplasie untersucht. Bei 2 Patienten erreichten die Herde Kleinhandtellergröße. Der Beobachtungszeitraum schwankte zwischen 10 und 37 Jahren.

Fall 16

Anamnese: 61jähriger Mann. Im Alter von 24 Jahren offener Fersenbeinbruch links. Anschließend posttraumatische Osteomyelitis. Später sekundäre Amyloidose mit Amyloidnephrose und Niereninsuffizienz. Jetzt Unterschenkelamputation.

Histologisch: auf Stufenschnitten gutartige Epidermishyperplasie (Abb. 33a), chronisch persistierende Osteomyelitis sowie einzelne kleine Abszesse im subkutanen Narbengewebe.

Angiologisch: gute Durchblutung in Form kleiner regelmäßiger büschelartiger Arteriolen der Haut und des osteomyelitischen Herdes (Abb. 33b).

Osteomyelitisches Narbenkarzinom

McAnally u. Dockerty [115] fanden unter 4000 Fällen von chronischer Osteomyelitis 0,23% Malignome. In einer großen Sammelstatistik von Schiewe u. Koch [152] hatten sich bei 18760 Patienten mit chronischer Osteomyelitis 72 Malignome entwickelt (0,38%). Sedlin et al. [162] stellten 102 Fistelkarzinome nach chronischer Osteomyelitis zusammen (0,5% aller Fälle mit chronischer Knocheninfektion). Hierbei bestand die Osteomyelitis durchschnittlich 30 Jahre. In einem anderen Untersuchungskollektiv wurden bei der Erstentdeckung unter 112 Fällen mit Fistelkarzinomen bei chronischer Osteomyelitis bei 14,4% der Beobachtungen Metastasen gefunden [186]. Look et al. [109] haben 224 Fälle des Schrifttums sowie 6 eigene Beobachtungen statistisch ausgewertet. Sie fanden, daß sich bei 1,5% der Patienten mit chronischer Osteomyelitis als lokale Komplikation ein Fistelkarzinom entwickelt hatte. Die durchschnittliche Expositionszeit betrug 33,6 Jahre, das Durchschnittsalter 55,7 Jahre. Die Expositionszeit war dabei um so kürzer, je älter der Patient bei Beginn der Osteomyelitis war.

Das schließt nicht aus, daß sich in einzelnen Fällen bei alten Menschen erst nach langer Expositionszeit ein Fistelkarzinom entwickelt. So berichtet Hejna [63] über einen 80jährigen Mann mit chronischer hämatogener Osteomyelitis der Tibia, bei dem nach 65 Jahren ein Fistelkarzinom entstanden war. Die Prognose ist günstig, wenn in den ersten 3 Jahren nach Stellung der Diagnose keine Rezidive aufgetreten sind [162].

Nach den Angaben der Literatur und auch unserer eigenen Erfahrung, ist zwischen dem Auftreten eines Narbenkarzinoms der Haut und der Dauer der chronischen fistelnden Osteomyelitis ein eindeutiger zeitlicher Zusammenhang gegeben [11, 21]. Das Auftreten eines Narbenkarzinoms bereits 6 Monate nach Beginn einer chronischen Osteomyelitis ist zumindest sehr unwahrscheinlich [164].

Unter unseren Patienten mit chronischer posttraumatischer Osteomyelitis fanden sich 5, bei denen sich im Zusammenhang mit der chronischen Knocheninfektion ein Fistelkarzinom entwickelt hatte. Die Latenzzeit lag bei 18, 30, 34, 35, 44 Jahren.

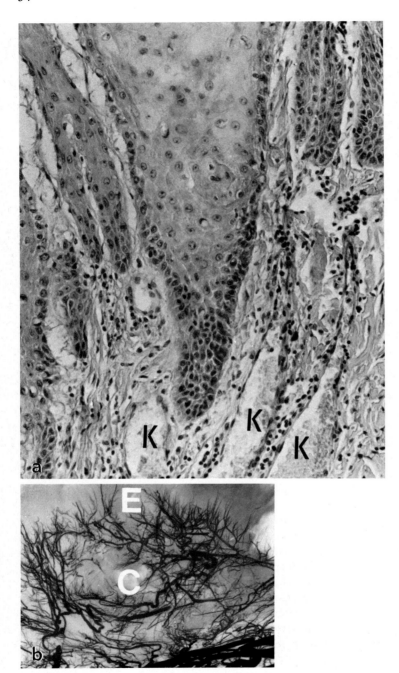

Abb. 33a, b. Komplikation bei chronischer Osteomyelitis: gutartige Epidermishyperplasie (Osteomyelitis 37 Jahre bekannt). **a** Histologisches Bild: Ausbildung regelmäßiger Epithelzapfen, gut erkennbarer Schichtung des Epithels und spärlicher rundzelliger subepithelialer Infiltration, reichlich Kapillaren (K) (HE, Vergr. 120:1); **b** entsprechendes Mikroangiogramm: gute Durchblutung in Form von zahlreichen, z. T. büschelförmigen Kapillaren im Bereich der Hyperpapillomatose (E) sowie des Knochengewebes des Calcaneus (C)

Bei 2 dieser 5 Patienten handelt es sich um Sektionsfälle, in denen das Narbenkarzinom nach chronischer posttraumatischer Osteomyelitis entstanden war und auch zum Tode führte[9].

Fall 17

Anamnese: 60jähriger Mann. Im Alter von 25 Jahren Schußbruch der rechten Tibia. Ein Jahr nach der Verletzung chronisch fistelnde Osteomyelitis. 35 Jahre nach dem Unfall bioptisch gesichertes Fistelkarzinom. Unterschenkelamputation.

Klinisch-röntgenologisch: Spätbild einer sequestrierenden Tibiaosteomyelitis.

Pathologisch-anatomisch:
a) Makroskopisch: 7,4 cm großer und bis zu 3 cm tiefer markiger Herd über der seitlichen Vorderkante der Tibia, etwa in mittlerer Höhe. Vergrößerte iliakale Lymphknoten.

b) Mikroskopisch: nicht verhornendes Plattenepithelkarzinom im Bereich des alten osteomyelitischen Herdes (Abb. 34a) sowie Metastasen in den iliakalen Lymphknoten [21].

Angiographisch: im Amputationspräparat deutlich verminderte und unregelmäßige Durchblutung mit Gefäßabbrüchen im Bereich der Osteomyelitis (Abb. 34b).

Sarkome nach chronischer Osteomyelitis
Burri [29] hat aus der Literatur 45 Sarkome nach einer chronischen Knocheninfektion zusammengetragen. Ich konnte erst kürzlich einen solchen Tumor diagnostizieren[10]. Es handelt sich um ein malignes fibröses Histiocytom, das bei einem 43 Jahre alten Mann 34 Jahre nach Beginn einer exogenen (fortgeleiteten) Osteomyelitis der linken Tibia aufgetreten war (Abb. 34c).

7.2.2 Allgemeine Komplikationen

Amyloidose
Während Hellner [64] im Zusammenhang mit der hämatogenen Osteomyelitis noch annahm, daß infolge der antibiotischen Behandlung der chronischen Osteomyelitis das Fistelkarzinom und auch die Amyloidose vermeidbar wären, mußte Lennert [102] aufgrund seiner Beobachtungen darauf hinweisen, daß die Amyloidose auch nach antibiotischer Behandlung als Komplikation einer chronischen Knocheninfektion durchaus noch beobachtet werden kann. Er fand in seinem Untersuchungsgut mit chronischer hämatogener und posttraumatischer Knocheninfektion der Jahre 1950–1963 5mal eine generalisierte Amyloidose. Die 247 Patienten mit chronischer hämatogener posttraumatischer Knochenentzündung, die Waldvogel et al. [190] untersuchten, zeigten keine sekundäre Amyloidose. Nach ihrer Zusammenstellung aus der Literatur waren unter 105 Patienten mit sekundärer Amyloidose nur 5 mit chronischer Osteomyelitis.

Im Zusammenhang mit der chronischen posttraumatischen Osteomyelitis ist heute die Mehrzahl der Autoren der Überzeugung, daß sich neben anderen Komplikationen auch die Amyloidose bei rechtzeitiger und adäquater Behandlung vermeiden läßt [29, 165]. Eine be-

---

9 Die Zahlen entstammen dem gesamten Untersuchungsgut der Jahre 1964–1978, nicht nur dem für die statistischen Untersuchungen der Jahre 1977–1980
10 Für die Überlassung des Falles sei Frau Priv. Doz. Dr. I. Kühl gedankt

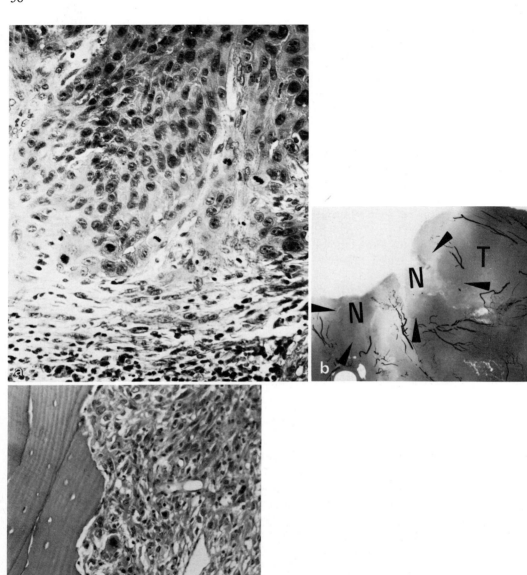

ginnende Amyloidose schreitet nach Meinung verschiedener Autoren nach Beseitigung des chronisch entzündlichen Herdes nicht fort [29, 116, 142]. Über eine Reversibilität ist wenig bekannt [35].

In unserem Untersuchungsgut wurde unter 10057 Obduktionen der Jahre 1964–1978 43mal eine chronische posttraumatische Knocheninfektion beobachtet. In 4 Fällen hatte sich eine sekundäre Amyloidose entwickelt, die zum Tode führte.

Septikopyämie
Diese Form der Allgemeininfektion ist als Komplikation der Knochenentzündung seit langem bekannt [29, 100].

In unserem Untersuchungsgut fanden sich unter den 43 Sektionen der Jahre 1964–1978 mit chronischer posttraumatischer Knochenentzündung 7 Fälle, bei denen eine Septikopyämie zum Tode geführt hatte. 2mal ging die Septikopyämie mit einer ulzerös-polypösen Endokarditis der Mitral- und Aortenklappe einher.

7.3 Lokal behandelte chronische posttraumatische Osteomyelitis

Entsprechend der zahlreichen klinischen Erscheinungsformen, die bei der chronischen Osteomyelitis beobachtet werden, ist ein umfangreiches Spektrum von verschiedenen lokalen operativen und medikamentösen Behandlungsmethoden erarbeitet und entwickelt worden [29, 67, 108, 134, 194]. Schon an dieser Stelle ist herauszustellen, daß die morphologische Antwort des Knochen- und Weichteilgewebes auf diese unterschiedlichen Behandlungsmethoden demgegenüber spärlich ist.

7.3.1 Gentamycin-PMMA-Kugeln

Klinische Mitteilungen über diese Behandlungsmethoden sind zahlreich [90, 95, 124, 182, 188]. Die durchweg positiven Ergebnisse wurden bei der pathologisch-anatomischen Untersuchung an 31 Patienten mit chronischer posttraumatischer Osteomyelitis bestätigt [191].

Auch in unserem Patientengut (n = 147) mit chronischer posttraumatischer Osteomyelitis und lokaler Gentamycin-PMMA-Behandlung zeigte sich eine Verminderung der entzündlichen Aktivität [12]. Dabei war die stark entzündliche zelluläre Reaktion, die bei 44 Patienten vor der 10- bis 14tägigen PMMA-Behandlung nachzuweisen war, nach der Behandlung nur noch bei 26 Patienten festzustellen (Tabelle 3). Umgekehrt stieg die Anzahl der Patienten mit geringer entzündlicher Aktivität von 10 auf 28 an. Erwartungsgemäß ergab sich,

---

◄ Abb. 34a–c. Komplikation bei chronischer Osteomyelitis: Fistelkarzinom der äußeren Haut (Osteomyelitis seit 34 Jahren bekannt). **a** Histologisches Bild: Ausbildung zahlreicher atypischer Zellen, einzelner Mitosen, aufgehobener Schichtung des Epithels und deutlicher rundzelliger Infiltration (HE, Vergr. 120:1); **b** entsprechendes Mikroangiogramm: schlechte Durchblutung und zahlreiche Gefäßabbrüche im Bereich des Fistelkarzinoms (*N*). *T* Tibia Komplikation bei chronischer Osteomyelitis: „Narbensarkom" (Osteomyelitis seit 34 Jahren bekannt). **c** Histologisches Bild: Der Knochenmarkraum ist von teils spindeligen, fibroblastenähnlichen, teils runden, z. T. mehrkernigen histiocytenähnlichen Zellen durchsetzt (malignes fibröses Histiocytom)

Tabelle 3. Histologische Befunde vor und nach lokaler Behandlung der chronischen posttraumatischen Osteomyelitis mit PMMA-Kugeln

Histologische Befunde		Vor Behandlung (n = 54)	Nach Behandlung (einschließlich Mehrfachuntersuchungen)
Aktivität der Entzündung	stark	44	26
	leicht	10	28
Knochenanbau		21	43
Knochenabbau		15	40
Fremdkörperreaktion		18	42

daß der günstige Heilverlauf jedoch von der Dauer der chronischen Osteomyelitis *vor* der Behandlung abhängig war. So bestand in allen Fällen, in denen der Heilverlauf histologisch als günstig beurteilt wurde, die chronische Osteomyelitis durchschnittlich erst 1,94 Jahre, in ungünstigen Fällen aber 5,63 Jahre [12].

Im Zusammenhang mit der Wirksamkeit der Gentamycin-PMMA-Behandlung konnten wir in unserem Untersuchungsgut eine Abhängigkeit vom Lebensalter der Patienten nicht feststellen. Charakteristische feingewebliche Veränderungen am Knochen- und Weichteilgewebe, die unmittelbar auf die Gentamycin-PMMA-Behandlung zurückzuführen wären, haben wir nicht gefunden.

Aufgrund unserer Untersuchungen haben wir den Eindruck, daß unter der lokalen PMMA-Behandlung die Entzündung blander, zeitlich gerappter verläuft.

7.3.2 „Eigenblutantibiotikaplombe"

Über diese Behandlungsmethode berichten Benecke et al. [7]. Sie konnten nachweisen, daß die Blutplombe in eine „Bindegewebsplombe" organisiert wird. Vom Plombenbett soll es dann über eine Umwandlung des Bindegewebes in Knochengewebe zu einer Knochenneubildung kommen.

Wir haben in unserem Untersuchungsgut diese Behandlungsmethode nicht angetroffen.

7.3.3 Spongiosatransplantation

Autologe Spongiosatransplantate
Während grundlegende tierexperimentelle Arbeiten über die autologe Spongiosatransplantation zahlreich vorliegen [30, 37, 42, 60, 134, 138, 155, 157, 159], sind klinische Mitteilungen in der Literatur hierzu vergleichsweise selten. Unseres Wissens nach war Matti [112] der erste, der über eine freie Transplantation von Knochenspongiosa beim Menschen berichtete. Unter den Schwierigkeiten der „osteoplastischen" Behandlung der Osteomyelitis stellte Popkirov [134] besonders heraus, daß es sich um eine Transplantation auf einen zwar gereinigten, aber doch noch infizierten Boden handelt. Die autologe Spongiosatransplantation mit ihren fehlenden immunologischen Abwehrreaktionen erweist sich den homo- und hete-

rologen Transplantationen mit ihrer Gefahr der Gewebsabstoßung deutlich überlegen (ausführliche Literatur bei [29]).

Burri [29] hat in Zusammenarbeit mit Schenk über seine Erfahrungen mit der Spongiosatransplantation bei chronischer posttraumatischer Osteomyelitis berichtet. Den Verfassern standen insgesamt 40, in verschiedenen Zeitabständen entnommene Gewebsproben von 19 Patienten mit chronischer posttraumatischer Osteomyelitis zur Verfügung. Schon 15 Tage nach Implantation der autologen Spongiosa in die osteomyelitische Höhle zeigte sich z. T. nach Tetrazyklinmarkierung eine Umdifferenzierung des Fasergewebes in ein lockeres Mesenchym mit Ausbildung von Blutgefäßen, ein Knochenumbau sowie herdförmige Knochenneubildung. 3 Wochen nach der Transplantation ließen sich häufig leere Osteozytenhöhlen nachweisen. Die Verfasser beobachteten bis zu 3 Jahren nach der Transplantation Reste der alten nekrotischen Knochenbälkchen, und sie konnten zeigen, daß auch 3 Jahre nach der Transplantation die verpflanzte Spongiosa umgebaut wird.

Vorausgeschickt werden muß, daß der Pathologe, wenn er transplantierte Spongiosa zu beurteilen hat, immer eine negative Auswahl untersuchen muß (s. 9.1). Wird nämlich nach der Transplantation später noch einmal verpflanzte Spongiosa aus einem Knochendefekt entnommen, dann ganz überwiegend deshalb, weil es zu einer Entzündung im Bereich der Spongiosa gekommen ist. So ist es verständlich, daß im Untersuchungsgut des Pathologen die entzündlich infiltrierte, nekrotische, reaktionslose Spongiosa überwiegt. Die von uns beobachteten Umbauvorgänge bei der transplantierten Spongiosa entstammen zum kleineren Teil dem Randbereich von infizierter Spongiosa, in dem eine gute Durchblutung vom Plattenlager her gewährleistet wird. Ein größerer Teil der nicht wegen einer Infektion entnommenen Gewebsproben wurde aus anderen Gründen, z. B. wegen eines Hämatoms entfernt.

In unserem Untersuchungsgut fanden sich insgesamt 25 Fälle mit transplantierter autologer Spongiosa nach florider chronischer posttraumatischer Osteomyelitis, wobei in 2 Fällen Amputationspräparate und bei den übrigen 23 Patienten bioptisches Gewebe zur Verfügung standen.

Fall 18

Anamnese: 56jähriger Mann. Im Alter von 54 Jahren Unterschenkelfraktur, Behandlung mit Druckplattenosteosynthese. 9 Monate nach dem Unfall chronische Osteomyelitis, 13 und 16 Monate nach dem Unfall Spongiosatransplantation.

Klinisches Röntgenbild: Zustand nach Defektpseudarthrose mit beginnendem Anbau der angelagerten Spongiosa (Abb. 35a).

Mikroskopisch (Biopsien): Zunächst chronisch-aggressive, später chronisch-persistierende Osteomyelitis.

Pathologisch-anatomisches Röntgenbild: Defektpseudarthrose, Auflockerung der Frakturfragmente, beginnende Einheilung der Spongiosa (Abb. 35b).

Weiterer Verlauf: 16 Monate nach dem Unfall Tod durch schwere stenosierende Koronarsklerose.

Wir haben in unserem Untersuchungsgut auch in den Fällen, bei denen die Transplantation erst eine Woche zurücklag, nur nekrotische verpflanzte Spongiosa gefunden (Abb. 36a, b).

In den ersten Tagen nach der Transplantation findet der Umbau von Fettmark zu kapillarführendem Mesenchym statt (Abb. 36a). 1 Woche nach Transplantation sind bereits Osteoblasten ausdifferenziert (Abb. 36b).

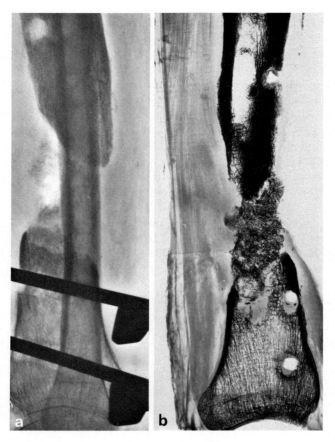

Abb. 35a, b. Autologe Spongiosatransplantation nach chronischer Osteomyelitis. **a** Klinisches Röntgenbild (16 Monate nach distaler Tibiafraktur): Zustand bei Defektpseudarthrose der Tibia und beginnendem Anbau der angelagerten Spongiosa; **b** entsprechendes pathologisch-anatomisches Röntgenbild (3 Monate nach Spongiosatransplantation, etwa 5 mm dicke Knochenscheibe): starke Auflockerung im Bereich des distalen Frakturfragmentes mit beginnender Einheilung der angelagerten Spongiosa im proximalen und distalen Frakturfragment

14 Tage nach der Spongiosatransplantation läßt sich z. T. ein deutlicher Knochenanbau erkennen (Abb. 37a), andernorts weisen einzelne Osteoklasten auf einen Knochenabbau hin, ohne daß sich eine entzündliche Reaktion in der Umgebung erkennen ließe (Abb. 37b).

4 Wochen nach der Transplantation sind einzelne nekrotische Knochenbälkchen schon vollständig von jungem osteoidem Knochengewebe umgeben (Abb. 38a), und es werden verschiedentlich „osteoide Brückenbildungen" zwischen alten Knochenbälkchen beobachtet (Abb. 38b).

2,5 Monate nach der Transplantation findet sich neuer vitaler umgebauter Knochen in der Nachbarschaft nekrotischer transplantierter Spongiosa (Abb. 38c).

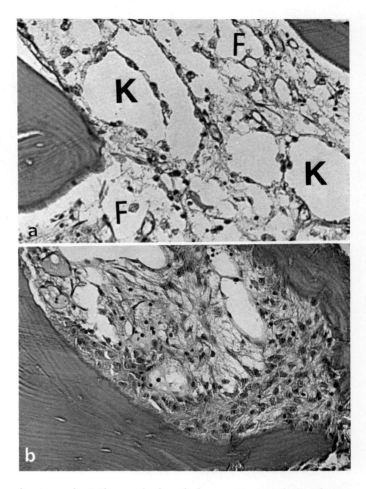

Abb. 36a, b. Autologe Spongiosatransplantation nach chronischer posttraumatischer Osteomyelitis. **a** In den ersten Tagen Umwandlung des fettgewebshaltigen Knochenmarkes (F) in z. T. kapillarführendes Bindegewebe (K), in der Umgebung Reste von nekrotischer transplantierter Spongiosa (HE, Vergr. 200:1). **b** 1 Woche nach Transplantation Differenzierung von Osteoblasten mit beginnendem Knochenanbau (HE, Vergr. 190:1)

Die in unserem Untersuchungsgut älteste Biopsie (6 Monate nach der Transplantation) zeigt histologische Bilder, wie wir sie auch von den ersten Wochen nach Verpflanzung der Spongiosa her kennen.

Überblickt man die zeitlich verschiedenen Phasen der Einheilung des Transplantates, so beginnt der Umbauprozeß offensichtlich nach der Nekrose des Transplantates mit einer Differenzierung von Kapillaren aus dem ursprünglichen Fettmark bzw. mit dem Einsprossen von Kapillaren aus dem Spongiosalager. Es schließt sich dann ein An- und Abbau der verpflanzten Spongiosa an, wie ihn auch Burri [29] fluoreszenzmikroskopisch belegen konnte. Durch „Brückenbildungen" zwischen den einzelnen Bälkchen der verpflanzten Spongiosa wird diese „dichter" und beginnt sich so der Struktur der Kompakta zu nähern.

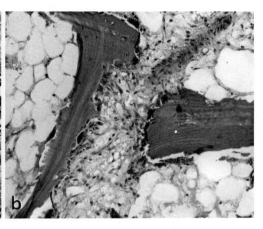

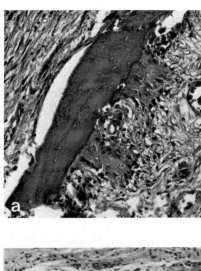

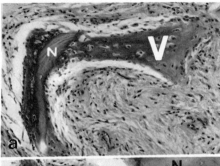

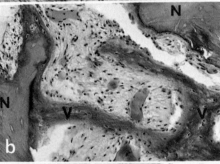

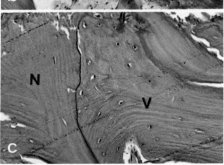

Abb. 37a, b. Autologe Spongiosatransplantation nach chronischer Osteomyelitis (14 Tage nach Transplantation). **a** Deutlicher Knochenanbau, oft in Form kleiner, senkrecht zur alten Spongiosa wachsender Zapfen (H E, Vergr. 150:1), **b** seltener mit lebhafter Osteoklastentätigkeit (H E, Vergr. 150:1)

Abb. 38a–c. Autologe Spongiosatransplantation nach chronischer Osteomyelitis. **a** 4 Wochen nach Transplantation: kleines nekrotisches transplantiertes Knochenbälkchen (*N*), nahezu vollständig von vitalem neugebildetem Knochen umgeben (*V*) (HE, Vergr. 100:1). **b** 4 Wochen nach Transplantation: vitale osteoide Brückenbildungen (*V*) zwischen transplantierten Knochenbälkchen (*N*) (*HE*, Vergr. 100:1). **c** 2½ Monate nach Spongiosatransplantation: an die nekrotische Spongiosa (*N*) hat sich vitale, bereits umgebaute Spongiosa angelagert (*V*) (HE, Vergr. 125:1)

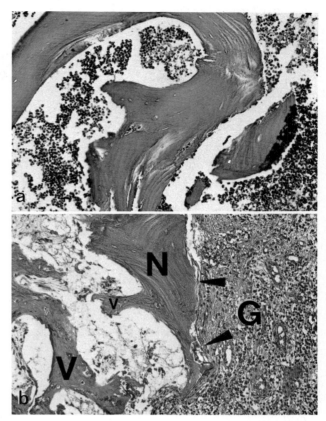

Abb. 39a, b. Autologe Spongiosatransplantation nach chronischer Osteomyelitis. a Akute Infektion (15 Tage nach Transplantation): nekrotische Spongiosa ohne Knochenanbauvorgänge, von massenhaft neutrophilen Granulozyten umgeben (HE, Vergr. 100:1). b Chronische Infektion: Im *entzündungsfreien* Bereich (*linke Bildhälfte*) Knochenneubildung (*V*), transplantierte nekrotische Spongiosa (*N*). Im Bereich rezidivierender *Entzündung* (*rechte Bildhälfte*) kein Knochenanbau, sondern Knochenabbau (*G*) (HE, Vergr. 100:1)

Nach weiterem Knochenanbau und -umbau des ungegliederten zum lamellierten Knochen, resultiert schließlich neues kompaktes Knochengewebe. 3 Jahre nach der Transplantation weisen An- und Abbauvorgänge in der Umgebung alter Fluoreszenzmarkierungen auf einen steten Knochenumbau hin [29].

Schließlich ist darauf hinzuweisen, daß sich in ein und demselben Präparat — also zu *einem* Zeitpunkt — unterschiedliche Phasen der Spongiosaeinheilung zeigen lassen, offenbar in Abhängigkeit von den jeweiligen örtlichen Durchblutungsverhältnissen. Die Einheilung verläuft also zeitlich nicht synchron.

Außerdem zeigen unsere Untersuchungen, daß nach Beginn der Transplantation zuerst die Weichteile, das Knochenmark, reagieren und erst später, verzögert, eine Reaktion am Knochengewebe selbst in Form eines Knochenumbaues sichtbar wird. Auf ein ähnliches Reaktionsmuster wurde bereits im Zusammenhang mit der akuten Osteomyelitis hingewiesen (s. 5.1).

Kommt es zu einer *akuten Infektion* im Rahmen der transplantierten Spongiosa, bleiben die nekrotischen Knochenbälkchen häufig reaktionslos, also auch ohne Zeichen eines Knochenabbaues (Abb. 39a). Schwelt die Entzündung im Bereich des Transplantates lokal weiter, sistiert hier die Knochenneubildung, während sie in entzündungsfreien Abschnitten weitergeht (Abb. 39b).

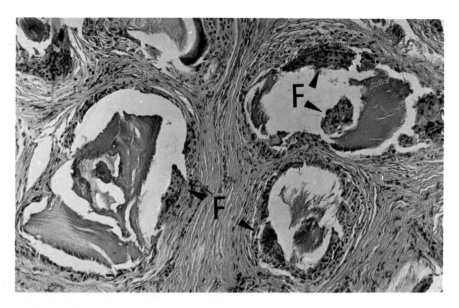

Abb. 40. Homologe Spongiosatransplantation nach chronischer Osteomyelitis. Zustand nach 2 Monate zurückliegender Transplantation von homologer Spongiosa mit ausgeprägter Abwehrreaktion in Form von Fremdkörperriesenzellen (*F*) (HE, Vergr. 100:1)

Homologe Spongiosatransplantate
Wir konnten die Spongiosa eines 14jährigen Mädchens untersuchen, der Knochengewebe der Schwester transplantiert wurde. Hier fand sich 14 Tage nach der Transplantation noch keine Umdifferenzierung des Fettmarkes zu kapillarführendem Mesenchym. Nur an einer einzigen Stelle zeigte die von nekrotischem Fettmark umgebene abgestorbene Spongiosa einen ganz geringen Knochenanbau.

Bei einer weiteren, 30jährigen Patientin reagierte der Wirtsorganismus auf die homologe Spongiosatransplantation nach der infizierten Defektpseudarthrose mit einer ausgeprägten Fremdkörperreaktion (Abb. 40).

In unserem Untersuchungsgut haben wir Fälle mit heterologem transplantiertem Knochengewebe, transplantierten Knochenspänen oder mit Chondro-, Myo- und Periostplastik nicht gefunden.

7.3.4 Spalthauttransplantation

Bei der Deckung der Weichteildefekte im Zusammenhang mit der chronischen posttraumatischen Osteomyelitis hat sich die Spalthauttransplantation bewährt [29, 67, 134]. Stein [167] faßte aufgrund der Angaben der Literatur die Ergebnisse über den histologischen Ablauf bei der Hautautotransplantation zusammen:

Bald nach der Verpflanzung der Haut bildet sich ein lockeres Fibrinnetz, durch welches die Plasmaströmung flutet. Vom 2. Tag an treten Leukozyten in der Randzone auf. Nach Beginn der Gefäßproliferation gehen die Granulozyten zahlenmäßig zurück. Es beginnt die

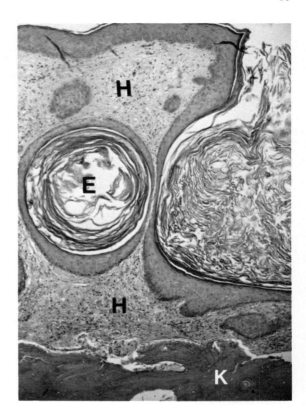

Abb. 41. Spalthauttransplantation nach chronischer Osteomyelitis. Transplantierte Haut (*H*) mit Epithelzysten (*E*) über der Kompakta der Tibia (*K*) (HE, Vergr. 100:1)

Fibroblastenproliferation, die Kollagenbildung. Schließlich resultiert ein kollagenes Narbengewebe, das die Epidermis mit ihrer Unterlage verbindet. Häufig werden dabei kleine epidermale Zysten beobachtet [176, 177].

Pathologisch-anatomische Untersuchungen über erfolgreiche Spalthauttransplantationen im Zusammenhang mit der chronischen posttraumatischen Osteomyelitis sind nach den uns vorliegenden Mitteilungen selten: So berichtet Hierholzer [67] über einen Fall, bei dem eine Einheilung der transplantierten Haut längere Zeit nach der Verpflanzung auch histologisch belegt werden konnte.

In unserem Untersuchungsgut beobachteten wir einen Fall, bei dem eine transplantierte Spalthaut nach „Abheilung" der chronischen posttraumatischen Knocheninfektion nahezu reizlos angewachsen war. Anläßlich einer Refraktur gelangte Haut mit Hyperkeratose der Epidermis, Epithelzysten und einer schwelenden Entzündung im Korium über dem Knochen zur Beobachtung (Abb. 41).

8 Ursachen der Chronizität der posttraumatischen Osteomyelitis

Im vorangegangenen Kapitel wurden zahlreiche lokale und allgemeine Komplikationen aufgeführt, die im Gefolge einer chronischen Osteomyelitis mitunter nach Jahrzehnten entstehen können. Entscheidend ist dabei, daß diese Komplikationen auch bei modernsten therapeutischen Konzepten und Möglichkeiten offenbar nicht zu vermeiden sind. Es kommt deshalb darauf an, die Quote der jährlichen Neuerkrankungen mit posttraumatischer Knocheninfektion zu senken. Dabei ist es von Bedeutung, viele pathologisch-anatomische, klinische und bakteriologische Befunde zu kennen und zu erfassen, die für die Entstehung und Weiterentwicklung der chronischen Knochenentzündung entscheidend sind. Hieraus könnten u. U. wichtige therapeutische Konsequenzen gezogen werden, die den Übergang von der akuten zur chronischen Osteomyelitis verhindern bzw. die chronische Knocheninfektion zum Stillstand bringen könnten.

Mit der Frage nach den Ursachen des langwierigen Verlaufes der chronischen posttraumatischen Knochenentzündung wollen wir uns im folgenden Abschnitt befassen. Dabei soll zunächst versucht werden, mit Hilfe von statistischen Häufigkeitsuntersuchungen einen Beitrag zu diesem Problem zu leisten (8.1). Anschließend soll geprüft werden, inwieweit pathologisch-anatomische Befunde diese Frage mitbeantworten können (8.2).

8.1 Statistische Untersuchungen

Vergleichende klinisch-pathologisch-anatomische Untersuchungen hatten eine gute Übereinstimmung des Krankheitsverlaufes bei posttraumatischer Knocheninfektion gezeigt. Vor diesem Hintergrund soll der histologische Verlauf mit den verschiedenen klinischen, pathologisch-anatomischen und bakteriologischen Parametern korreliert werden, und es soll außerdem geprüft werden, welche Abhängigkeiten zwischen den verschiedenen klinischen, pathologisch-anatomischen und bakteriologischen Merkmalen *untereinander* bestehen (Abb. 42).

Ziel dieser statistischen Häufigkeitsuntersuchungen soll es also sein, zu klären, ob sich durch Korrelation von histologischem Verlauf und einzelnen klinischen und bakteriologischen Parametern bzw. durch Gegenüberstellung der klinischen, pathologisch-anatomischen und bakteriologischen Daten untereinander Hinweise für den chronischen Verlauf der posttraumatischen Knocheninfektion finden lassen. Den statistischen Häufigkeitsuntersuchungen (8.1.2) soll zunächst ein kurzer Überblick über die 355 Fälle mit chronischer posttraumatischer Osteomyelitis vorangestellt werden.

8.1.1 Aufschlüsselung des Untersuchungsgutes von 355 Patienten mit chronischer posttraumatischer Osteomyelitis

Alters- und Geschlechtsverteilung
Nach der Literatur handelt es sich bei der posttraumatischen Osteomyelitis – im Gegensatz

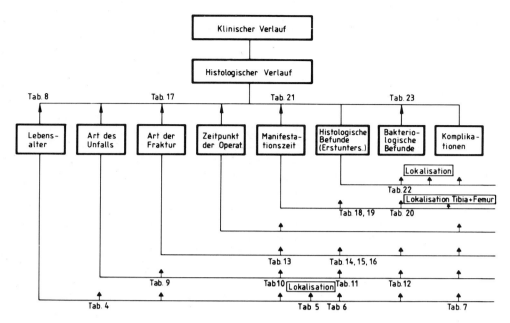

Abb. 42. Statistische Untersuchungen zur posttraumatischen Osteomyelitis. Übersicht über die Gesamtheit aller durchgeführten Häufigkeitsuntersuchungen. Mögliche Abhängigkeit des klinischen und histologischen Verlaufs von verschiedenen Parametern und ihre Beziehung untereinander. Die *Pfeile* markieren die Gesamtheit der angefertigten (auch der nicht abgebildeten) Kontingenztabellen

zur hämatogenen Knocheninfektion — ganz überwiegend um eine Erkrankung der Erwachsenen [29, 68, 91, 102, 163].

Auch im eigenen Untersuchungsgut von 355 Patienten mit chronischer posttraumatischer Knochenentzündung waren 274 Patienten 20–59 Jahre alt (77,2%) (Abb. 43). Der Anteil der Patienten, die 19 Jahre und jünger bzw. 60 Jahre und älter waren, betrug 11,3 bzw. 11,5%. Von den genannten 355 Patienten waren 87,3% Männer und 12,7% Frauen.

Art des der chronischen posttraumatischen Osteomyelitis zugrundeliegenden Unfalles
In Übereinstimmung mit den Angaben der Literatur [29, 69, 79, 117, 132] bildeten im eigenen Untersuchungsgut die Verkehrsunfälle mit 146 von insgesamt 296 Patienten mit bekannter Unfallursache den überwiegenden Anteil (49,3%). Bei 97 Patienten (32,8%) lag der chronischen Knochenentzündung ein Arbeitsunfall zugrunde, und bei 41 Patienten waren Privatunfälle, d. h. häusliche oder Sportfälle vorausgegangen (13,8%). Postosteosynthetisch war die Knocheninfektion bei 10 Patienten aufgetreten (3,4%).

Bei 2 Fällen ging die chronische Osteomyelitis auf eine Kriegsverletzung zurück (Abb. 44).

Art der der chronischen posttraumatischen Knochenentzündung zugrundeliegenden Fraktur
In der Literatur ist der große Anteil der offenen Frakturen an der Gesamtheit der chronischen posttraumatischen Knochenentzündung bekannt [29, 79]. Im eigenen Untersuchungs-

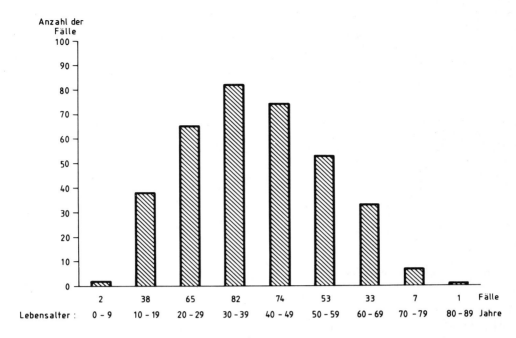

Abb. 43. Basis für die Häufigkeitsuntersuchungen: Altersverteilung (n = 355; 310 Männer, 45 Frauen)

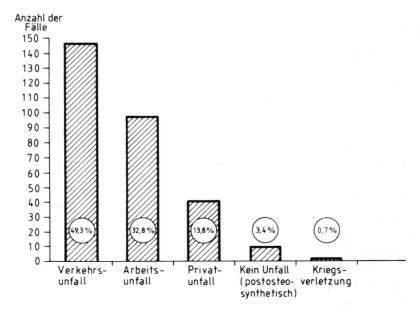

Abb. 44. Grundlagen für die Häufigkeitsuntersuchungen: Art des Unfalles (n = 296)

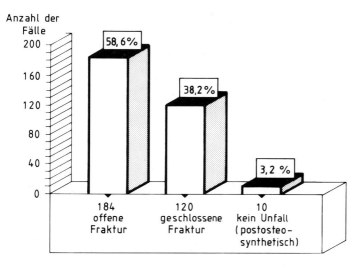

Abb. 45. Ausgangswerte für die Häufigkeitsuntersuchungen: Art der Fraktur (n = 314)

gut von 355 Patienten mit chronischer posttraumatischer Knocheninfektion konnte nur bei 314 Fällen die Art der zugrundeliegenden Fraktur ermittelt werden. Es gingen hier bei 58,6% offene, bei 38,2% geschlossene Frakturen und bei 3,2% orthopädische Operationen voraus (Abb. 45).

Zeitpunkt der Operation bzw. konservative Erstbehandlung
Aufgrund der z. T. jahrelangen Vorgeschichte ließen sich im eigenen Patientenkollektiv nur bei 112 der 355 Patienten Angaben über den Zeitpunkt der osteosynthetischen Versorgung nach dem Unfall ermitteln. Bei 64 Patienten (57,1%) konnte der Eingriff innerhalb von 24 h durchgeführt werden, bei 32 Patienten (28,6%) wurde die Fraktur später als 1 Tag nach dem Unfall osteosynthetisch versorgt, und 16 Patienten wurden zunächst konservativ behandelt (14,3%).

Manifestationszeit
Ausführlichere zahlenmäßige Angaben über die Manifestationszeit bei chronischer posttraumatischer Osteomyelitis sind in der Literatur spärlich. Nach Müller u. Biebrach [124] betrug die Manifestationszeit bei 53% der Unfallpatienten mit Knochenentzündung bis zu 4 Wochen.
Im eigenen Patientenkollektiv konnte die Manifestationszeit lediglich für 196 der 355 Fälle mit chronischer posttraumatischer Knocheninfektion nachträglich ermittelt werden (Abb. 46). Bei 72 der 196 Patienten (36,8%) manifestierte sich die chronische Knocheninfektion innerhalb der ersten 2 Wochen nach dem Unfall bzw. nach dem operativen Knocheneingriff. 41 Patienten (20,9%) zeigten die ersten Krankheitserscheinungen in der 3. und 4. Woche nach dem Unfall. Aus den weiteren eigenen Untersuchungen bleibt festzuhalten, daß immerhin bei 20 Patienten die ersten entzündlichen Erscheinungen erst im Zeitraum zwischen dem 4. und 6. Monat nach dem Unfall bzw. nach der Knochenoperation auftraten (10,2%). Bei 12 Patienten (6,1%) zeigten sich die ersten, auf eine Knocheninfek-

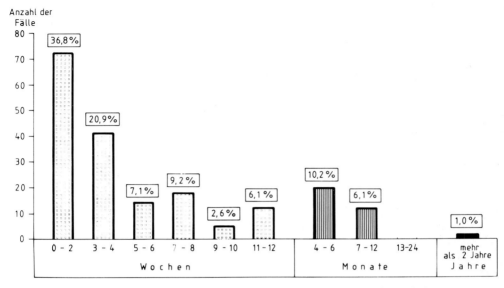

Abb. 46. Basis für die Häufigkeitsuntersuchungen: Manifestationszeit (n = 196)

tion hinweisenden Symptome innerhalb des 2. Halbjahres nach dem Unfall und bei 2 Patienten dauerte die Manifestationszeit länger als 2 Jahre (1%).

Häufigkeit der verschiedenen histologischen Formen
Zur feingeweblichen Untersuchung von Gewebe mit chronischer posttraumatischer Knocheninfektion wurden überwiegend Gewebsproben eingesandt, die eine negative Auswahl darstellten (s. 9.1). So ist es verständlich, daß bei 182 Patienten (51,3%) die Diagnose einer chronisch-aggressiven Osteomyelitis gestellt wurde (Abb. 47).

Wesentlich seltener haben wir die chronisch-persistierende Osteomyelitis mit 66 Fällen (18,6%) sowie die chronisch-narbige Osteomyelitis bei 51 Patienten (14,4%) beobachtet. In den restlichen 56 Fällen (15,7%) waren die histologischen Veränderungen vielgestaltig, so daß sie der gemischten Form der chronischen Knocheninfektion zugeordnet wurden. 5 Fälle mit chronischer plasmazellulärer posttraumatischer Knocheninfektion haben wir der chronisch-persistierenden Form der Knochenentzündung zugerechnet, da sich histologisch — mit Ausnahme der Plasmazellen — beide Formen z. T. ähneln. Außerdem sollte eine allzu große Aufsplitterung in den statistischen Untersuchungen vermieden werden.

Häufigkeit der verschiedenen, der chronischen Knocheninfektion zugrundeliegenden Erreger
Trotz des verschiedentlich beobachteten Rückgangs der Infektionen mit Staphylococcus aureus bei der chronischen posttraumatischen Knochenentzündung wird dieser Keim auch heute noch am häufigsten bei dieser Form der chronischen Knocheninfektion nachgewiesen [26, 29, 79, 105].

Auch im eigenen Untersuchungsgut von 319 Patienten mit chronischer Osteomyelitis ist Staphylococcus aureus mit 144 Fällen (45,2%) am häufigsten vertreten (Abb. 48). Dabei ist zu berücksichtigen, daß die Fälle von Mischinfektionen mit Staphylococcus aureus hierin

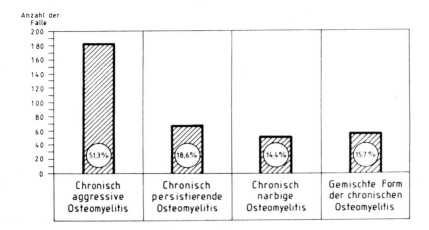

Abb. 47. Grundlagen für die Häufigkeitsuntersuchungen: histologischer Typ der Osteomyelitis (n = 355)

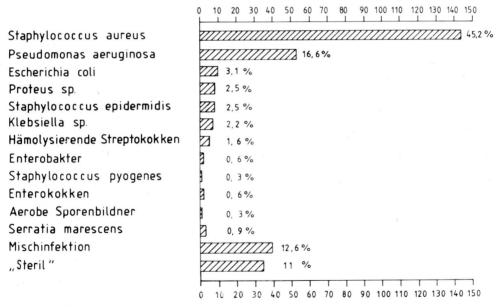

Abb. 48. Ausgangswerte für die Häufigkeitsuntersuchungen: bakteriologische Spezifizierung (n = 319)

nicht enthalten sind, da sämtliche Mischinfektionen gesondert aufgeführt wurden. Zweithäufigster Erreger war mit 53 Fällen Pseudomonas aeruginosa (16,6%). Nicht selten wurden ferner im eigenen Untersuchungsgut Escherichia coli (3,1%), Proteus sp. und Staphylococcus epidermidis (jeweils 2,5%) sowie Klebsiella sp. (2,2%) beobachtet. Alle übrigen Erreger konnten bei weniger als 2% der Patienten isoliert werden.

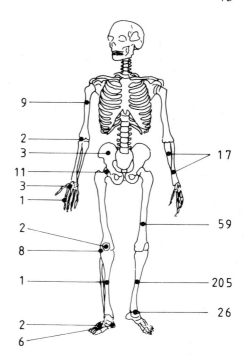

Abb. 49. Basis für die Häufigkeitsuntersuchungen: Lokalisation der Osteomyelitis (n = 355)

Lokalisation

Das gehäufte Vorkommen der posttraumatischen Knocheninfektion in erster Linie in der Tibia und an 2. Stelle im Femur ist aus der Literatur bekannt [124]. Auch im eigenen Untersuchungsgut war die Tibia mit 205 Fällen (57,7%) am häufigsten betroffen (Abb. 49), gefolgt vom Femur mit 59 Fällen (16,6%). Bei 34 Patienten war die chronische posttraumatische Knocheninfektion im oberen Sprunggelenk sowie in den Fußknochen lokalisiert (9,6%), 17mal war der Unterarm betroffen (4,8%), 11mal das Hüftgelenk (3,1%). Die übrigen knöchernen Anteile des Skelettes waren mit höchstens 2,5% beteiligt.

Komplikationen der chronischen posttraumatischen Osteomyelitis[11] (s. 7.2)

Bei den 355 Patienten des vorliegenden Kollektivs diagnostizierten wir 71mal eine Pseudarthrose (20,0%), 26mal eine Refraktur (7,3%) und 2mal ein Narbenkarzinom der Haut

---

11 Die Angaben beziehen sich ausdrücklich auf das für die statistischen Untersuchungen herangezogene Kollektiv der 355 Patienten. Der Großteil der unter 7.2 mitgeteilten, z. T. seltenen Komplikationen wurde außerhalb dieses Untersuchungszeitraumes beobachtet. Außerdem ist bei der Interpretation der eigenen Befunde in diesem Zusammenhang zu berücksichtigen, daß es sich bei dem Untersuchungsgut eines pathologischen Institutes in der Regel um eine negative Auswahl handelt (s. 9.1). Angaben zur Häufigkeit von Amputationen im eigenen Untersuchungsgut sollen nicht gemacht werden und sind irreführend, da einige Untersuchungen nur an Amputationspräparaten durchgeführt werden konnten. Amputationspräparate sind im vorliegenden Kollektiv also überrepräsentiert

Tabelle 4. Chronische posttraumatische Osteomyelitis: Lebensalter — Art des Unfalls

Art des Unfalls \ Lebensalter [Jahre]	0–19	20–39	40–59	≥60	Σ
Arbeitsunfall	1 (12,04)	40 (42,82)	50 (31,44)	6 (10,70)	97
Verkehrsunfall	32 (18,12)	66 (64,44)	35 (47,33)	13 (16,11)	146
Privatunfall	3 (5,84)	22 (20,74)	9 (15,23)	13 (5,19)	47
Σ	36	128	94	32	290

6 FG $\quad \hat{\chi}^2 = 53{,}57$
$\quad\quad \chi^2 = 12{,}59$
$\quad\quad \hat{\chi}^2 > \chi^2$

Tabelle 5. Chronische posttraumatische Osteomyelitis: Lebensalter — Lokalisation

Lokalisation \ Lebensalter [Jahre]	0–29	30–59	60 und mehr	Σ
Tibia	65 (60,58)	119 (119,94)	21 (24,48)	205
Femur	21 (17,44)	36 (34,52)	2 (7,04)	59
Oberes und unteres Sprunggelenk	4 (7,68)	18 (15,21)	4 (3,11)	26
Hüftgelenk	0 (3,25)	5 (6,44)	6 (1,31)	11
Kniegelenk	1 (2,36)	3 (4,68)	4 (0,96)	8
Unterarm	6 (5,02)	9 (9,95)	2 (2,03)	17
Humerus	2 (2,65)	6 (5,26)	1 (1,07)	9
Σ	99	196	40	335

12 FG $\quad \hat{\chi}^2 = 39{,}68$
$\quad\quad \chi^2 = 21{,}03$
$\quad\quad \hat{\chi}^2 > \chi^2$

(0,6%). Bei 7 Patienten wurde die posttraumatische Osteomyelitis durch eine Sepsis kompliziert (2%), die 5mal zum Tode führte. Bei 7 Patienten war eine Arthrodese nötig (2,0%).

8.1.2 Statistische Häufigkeitsuntersuchungen verschiedener klinischer, pathologisch-anatomischer und bakteriologischer Parameter

Einfluß des Lebensalters
Prüft man die Häufigkeit der verschiedenen *Unfallarten* in unterschiedlichen Lebensaltern, so zeigt sich erwartungsgemäß insofern ein statistisch gesicherter Zusammenhang, als Arbeitsunfälle bei den bis zu 19jährigen und über 60jährigen selten, bei den 40- bis 59jährigen jedoch häufiger als zu erwarten angetroffen werden (Tabelle 4). Bei den Verkehrsunfällen finden sich vermehrt Patienten der Altersgruppe 0–19 Jahre und deutlich vermindert der Altersgruppe der 40- bis 59jährigen. Bei den Privatunfällen ist die Zahl der über 60jährigen besonders hoch. Mit anderen Worten: Wird eine Osteomyelitis durch einen Arbeitsunfall verursacht, ist die Gruppe der 40- bis 59jährigen mehr als erwartet von der Knocheninfektion betroffen. Liegt einer chronischen Knochenentzündung ein Verkehrsunfall zugrunde, so finden sich hier vermehrt die bis zu 19jährigen. In der Gruppe der über 60jährigen Patienten geht der chronischen posttraumatischen Osteomyelitis mehr als erwartet ein Privatunfall voraus.

Da die chronische posttraumatische Osteomyelitis nicht nur eine Folge der zahlenmäßig zugenommenen Verkehrsunfälle ist, sondern auch wegen der häufigeren Knochenoperationen altersabhängiger Koxarthrose und Gonarthrose sowie Schenkelhalsfraktur vermehrt auftritt, findet sich ein statistisch gesicherter Zusammenhang, wenn man die *Lokalisation* der chronischen posttraumatischen Knocheninfektion und das Lebensalter der Patienten miteinander in Beziehung setzt. Tibia und Femur, durch die häufigen Verkehrsunfälle am meisten von der chronischen posttraumatischen Osteomyelitis betroffen, sind bevorzugt in der Altersgruppe der bis zu 29jährigen anzutreffen, während die chronische posttraumatische Osteomyelitis im Bereich des Hüft- und Kniegelenkes infolge der altersbedingten Endoprothesenoperationen in diesen beiden Gelenken häufiger als erwartet bei den über 60jährigen beobachtet wird (Tabelle 5).

Weiter hat sich gezeigt, daß die verschiedenen *histologischen Formen* der chronischen Osteomyelitis bei der ersten feingeweblichen Untersuchung etwa gleich häufig in allen Altersgruppen beobachtet werden. Dabei zeigt sich eine gute Übereinstimmung mit einer rein zufälligen Verteilung (Tabelle 6).

Setzt man das Lebensalter der Patienten zu den durch die Osteomyelitis bedingten *Komplikationen* in Beziehung, so zeigt sich folgendes: In der Gruppe der bis zu 29jährigen wird auf der einen Seite aus verständlichen Gründen weniger amputiert, weshalb offensichtlich gehäuft mit Refrakturen und Pseudarthrosen gerechnet werden muß (Tabelle 7). Auf der anderen Seite wird bei den über 60jährigen Patienten wesentlich häufiger amputiert, weshalb offenbar Refrakturen und Pseudarthrosen seltener beobachtet werden.

Obwohl nach Burri [29] das Lebensalter ein erhöhtes Gefahrenmoment für die Entstehung der posttraumatischen Osteomyelitis darstellt, hat sich bei der Gegenüberstellung zwischen Lebensalter und den beiden unterschiedlichen *histologischen Verläufen* der chronischen Knocheninfektion keine Beziehung zeigen lassen (Tabelle 8). Trotz der guten Übereinstimmung zwischen klinischem und pathologisch-anatomischem Verlauf (s. Kap. 6) hat

Tabelle 6. Chronische posttraumatische Osteomyelitis: Lebensalter – histologischer Typ

Lebensalter [Jahre] Histologischer Typ	0–19	20–39	40–59	≥60	Σ
Chronisch-aggressive Osteomyelitis	24 (20,51)	81 (75,36)	62 (65,11)	15 (21,02)	182
Chronisch-persistierende Osteomyelitis	7 (7,44)	30 (27,33)	20 (23,61)	9 (7,62)	66
Chronisch-narbige Osteomyelitis	4 (5,74)	20 (21,12)	22 (18,25)	5 (5,89)	51
Mischformen der chronischen Osteomyelitis	5 (6,31)	16 (23,19)	23 (20,03)	12 (6,47)	56
Σ	40	147	127	41	355

9 FG $\quad \hat{\chi}^2 = 13,14$
$\chi^2 = 16,92$
$\hat{\chi}^2 < \chi^2$

Tabelle 7. Chronische posttraumatische Osteomyelitis: Lebensalter – Komplikationen bzw. Amputation oder Arthrodese

Lebensalter [Jahre] Komplikationen	0–29	30–59	≥60	Σ
Refraktur	10 (6,62)	14 (15,57)	2 (3,81)	26
Pseudarthrose	24 (18,09)	42 (42,51)	5 (10,40)	71
Sepsis	1 (1,78)	4 (4,19)	2 (1,03)	7
Amputation	4 (11,72)	28 (27,54)	14 (6,74)	46
Arthrodese	1 (1,78)	6 (4,19)	0 (1,03)	7
Σ	40	94	23	157

12 FG $\quad \hat{\chi}^2 = 23,83$
$\chi^2 = 21,03$
$\hat{\chi}^2 > \chi^2$

Tabelle 8. Chronische posttraumatische Osteomyelitis: Lebensalter — histologischer Verlauf

Histologischer Verlauf \ Lebensalter [Jahre]	10–19	20–29	30–39	40–49	50–59	60–69	Σ
Günstig	3 (5,62)	10 (7,60)	7 (9,58)	7 (7,60)	7 (4,63)	5 (3,97)	39
Ungünstig	14 (11,38)	13 (15,40)	22 (19,42)	16 (15,40)	7 (9,37)	7 (8,03)	79
Σ	17	23	29	23	14	12	118

5 FG $\quad \hat{\chi}^2 = 6{,}28$
$\quad\quad\; \chi^2 = 11{,}07$
$\quad\quad\; \hat{\chi}^2 < \chi^2$

sich in unserem Untersuchungsgut kein Einfluß des Lebensalters auf den histologischen Verlauf nachweisen lassen.

Bei der Gegenüberstellung von Lebensalter und den anderen Parametern (Art der Fraktur, Länge der Manifestationszeit und Art der Erreger) haben sich keine statistischen Signifikanzen ergeben.

Einfluß der Art des Unfalles

Die Anzahl der Patienten mit chronischer posttraumatischer Osteomyelitis hat wegen der häufigen Arbeits- und Verkehrsunfälle zugenommen [29, 79, 94, 102].

Im folgenden soll deshalb geprüft werden, ob die Art der Unfälle in irgendeiner Weise Einfluß auf die verschiedenen untersuchten Parameter nimmt.

Zunächst hat sich gezeigt, daß kein statistisch gesicherter Zusammenhang zwischen der Art des Unfalles und der *Art der Fraktur* bei chronischer posttraumatischer Osteomyelitis vorliegt (Tabelle 9).

Eine gewisse Tendenz fand sich bei den Verkehrs- und Privatunfällen insofern, als offene Frakturen bei Verkehrsunfällen häufiger, bei Privatunfällen seltener zu erwarten sind. Umgekehrt verhalten sich die geschlossenen Frakturen. Dieses Zahlenverhältnis erklärt sich mit der bekannten Tatsache, daß es durch die heutigen hohen Fahrgeschwindigkeiten bei den Verkehrsunfällen sowie der zahlenmäßigen Zunahme der Motorradfahrer häufiger zu offenen Frakturen kommt, während bei den Privatunfällen häufiger Frakturen entstehen, die bei Stürzen mit geringer Geschwindigkeit überwiegend geschlossen bleiben.

Setzt man jedoch die Art des Unfalles mit der *Manifestationszeit* in Beziehung, so zeigt sich ein etwa gleichsinniges Verhalten der Häufigkeit von Verkehrs- und Privatunfällen bei kürzerer Manifestationszeit (Tabelle 10). Diese beiden Unfallarten kommen bei kurzer Manifestationszeit häufiger als erwartet vor. Hingegen treten Osteomyelitiden nach Arbeitsunfällen seltener kurz, häufiger etwas später nach dem Unfall auf. Der Unterschied ist signifikant, wobei die geringe Differenz von $\hat{\chi}^2$ und χ^2 auf eine geringe Abweichung hinweist.

Tabelle 9. Chronische posttraumatische Osteomyelitis: Art des Unfalls — Art der Fraktur

Art des Unfalls \ Art der Fraktur	Geschlossen	Offen	Σ
Arbeitsunfall	35 (34,00)	52 (53,00)	87
Verkehrsunfall	48 (53,93)	90 (84,07)	138
Privatunfall	19 (14,07)	17 (21,93)	36
Σ	102	159	261

2 FG $\hat{\chi}^2 = 3{,}95$
$\chi^2 = 5{,}99$
$\hat{\chi}^2 < \chi^2$

Tabelle 10. Chronische posttraumatische Osteomyelitis: Art des Unfalls — Manifestationszeit

Art des Unfalls \ Manifestationszeit	Wochen 0–4	5–8	9–12	Monate 4–6	7 und länger	Σ
Arbeitsunfall	21 (28,70)	14 (8,58)	5 (4,14)	9 (5,03)	1 (3,55)	50
Verkehrsunfall	58 (54,52)	13 (16,30)	8 (7,87)	7 (9,56)	9 (6,75)	95
Privatunfall	18 (13,78)	2 (4,12)	1 (1,99)	1 (2,41)	2 (1,70)	24
Σ	97	29	14	17	12	169

8 FG $\hat{\chi}^2 = 16{,}71$
$\chi^2 = 15{,}51$
$\hat{\chi}^2 > \chi^2$

Eine Erklärung für diese Abweichung ist schwierig. Mit einem verschieden häufigen Vorkommen von offenen und geschlossenen Frakturen läßt sie sich nicht begründen.

Setzt man die Art des Unfalles mit dem *histologischen Typ* der chronischen posttraumatischen Osteomyelitis in Beziehung, so zeigen sich z. T. deutliche Abweichungen der beobachteten von den erwarteten Werten (Tabelle 11). Diese beruhen jedoch zum größten Teil auf Abweichungen der Häufigkeit der verschiedenen Unfälle bei den Mischformen der chronischen Osteomyelitis. Da diese Formen alle histologischen Typen der Knocheninfektionen

Tabelle 11. Chronische posttraumatische Osteomyelitis: Art des Unfalls — histologischer Typ

Art des Unfalls \ Histologischer Typ	Chronisch-aggressive Osteomyelitis	Chronisch-persistierende Osteomyelitis	Chronisch-narbige Osteomyelitis	Mischformen der chronischen Osteomyelitis	Σ
Arbeitsunfall	52 (54,31)	13 (16,74)	12 (12,29)	20 (13,66)	97
Verkehrsunfall	88 (81,74)	25 (25,19)	19 (18,51)	14 (20,56)	146
Privatunfall	19 (22,95)	11 (7,07)	5 (5,20)	6 (5,78)	41
Σ	159	49	36	40	284

6 FG $\quad \hat{\chi}^2 = 10,65$
$\chi^2 = 12,59$
$\hat{\chi}^2 < \chi^2$

in unterschiedlichem Ausmaß enthalten, sollten sie bei der Bewertung nicht berücksichtigt werden. Von den übrigen Befunden fallen lediglich Abweichungen in der Gruppe der Verkehrsunfälle im Zusammenhang mit der chronisch-aggressiven Osteomyelitis auf. Auch hier ist jedoch eine Erklärung schwierig, da sich zwar bei Verkehrsunfällen gehäuft offene Frakturen fanden (Tabelle 9), sich ein gehäuftes Vorkommen von chronisch-aggressiver Osteomyelitis bei offenen Frakturen jedoch nicht nachweisen ließ (s. Tabelle 14).

Auch zwischen der Art des Unfalles und der *Bakterienflora*, die bei der chronischen Knocheninfektion gefunden wird, haben sich Abweichungen gefunden, die statistisch jedoch nicht signifikant sind (Tabelle 12).

Erst wenn aus den vorliegenden Werten Staphylococcus aureus und Pseudomonas aeruginosa herausgegriffen werden, läßt sich ein signifikanter Unterschied statistisch absichern. Dann zeigt sich, daß nach Arbeitsunfällen häufiger, nach Verkehrsunfällen seltener Staphylococcus aureus isoliert wird. Umgekehrt findet sich Pseudomonas aeruginosa seltener nach Arbeitsunfällen, häufiger nach Verkehrsunfällen. Zur Erklärung dieses unterschiedlichen Vorkommens der beiden Erreger wurde überprüft, ob es sich etwa bei den Arbeitsunfällen überwiegend um Unfälle unter Tage handelt, bei denen die Frakturen durch eine von über Tage abweichende Bakterienflora besiedelt würden. Das war jedoch nicht der Fall, d. h., daß es sich bei den Arbeitsunfällen mit nachfolgender Osteomyelitis sowohl um Unfälle unter als auch über Tage handelt. Eine Möglichkeit, die unterschiedliche Häufigkeit von Staphylococcus aureus und Pseudomonas aeruginosa bei Arbeits- und Verkehrsunfällen zu erklären, ist damit ausgeschlossen. Unter Umständen liegt die Erklärung darin, daß bei Verkehrsunfällen etwas häufiger (statistisch nicht signifikant) offene Frakturen auftreten (Tabelle 9).

Eine Gegenüberstellung der Art des Unfalles mit den wichtigsten *Komplikationen* hat keine statistisch signifikante Beziehung erbracht.

Tabelle 12. Chronische posttraumatische Osteomyelitis: Art des Unfalls — Art der Erreger

Art der Erreger \ Art des Unfalls	Arbeitsunfall	Verkehrsunfall	Σ
Staphylococcus aureus	49 (39,89)	56 (65,11)	105
Pseudomonas aeruginosa	10 (15,57)	31 (25,43)	41
Klebsiella sp.	3 (1,90)	2 (3,10)	5
Proteus sp.	1 (1,52)	3 (2,48)	4
Escherichia coli	1 (2,28)	5 (3,72)	6
Selten beobachtete Bakterien	5 (6,84)	13 (11,16)	18
Mischinfektion	14 (11,02)	15 (17,98)	29
„Steril" (anfangs)	3 (4,18)	8 (6,82)	11
„Steril" (dauernd)	1 (3,80)	9 (6,20)	10
Σ	87	142	229

8 FG $\hat{\chi}^2 = 15,00$
       $\chi^2 = 15,51$
       $\hat{\chi}^2 < \chi^2$

Bei der Korrelation des *histologischen Verlaufes* mit der Art des Unfalles bei chronischer posttraumatischer Knochenentzündung fand sich eine gewisse Tendenz insofern, als eine Osteomyelitis nach Verkehrsunfällen einen günstigeren, nach häuslichen Unfällen einen ungünstigeren Heilverlauf zeigt.

Einfluß der Art der Fraktur
Vergleicht man die Infektionshäufigkeit nach offenen und geschlossenen Frakturen, so ergeben sich bekanntlich eindrucksvolle Unterschiede [29, 79, 145, 161, 175]. Bei der unterschiedlichen klinischen und pathologisch-anatomischen Ausgangsbasis der posttraumatischen Knochenentzündung zum einen nach geschlossener, zum anderen nach offener Fraktur soll im folgenden überprüft werden, ob die beiden unterschiedlichen Bruchformen einen Einfluß auf die übrigen Parameter der chronischen Knocheninfektion ausüben.
Wegen der Möglichkeit der schnellen bakteriellen Kontamination bei offenen Frakturen wäre eine kürzere *Manifestationszeit* zu erwarten. Im eigenen Untersuchungsgut (Tabelle 13) hat sich ein solcher Zusammenhang statistisch jedoch nicht gezeigt. Es läßt sich aber eine

Tabelle 13. Chronische posttraumatische Osteomyelitis: Art der Fraktur — Manifestationszeit

Art der Fraktur \ Manifestationszeit	Wochen 0–4	5–8	9–12	Monate 4–6	7 und mehr	Σ
Geschlossen	39 (46,27)	17 (13,53)	9 (6,11)	7 (7,42)	7 (5,67)	79
Offen	67 (59,73)	14 (17,47)	5 (7,89)	10 (9,58)	6 (7,33)	102
Σ	106	31	14	17	13	181

4 FG $\hat{\chi}^2 = 6{,}63$
$\chi^2 = 9{,}49$
$\hat{\chi}^2 < \chi^2$

Tabelle 14. Chronische posttraumatische Osteomyelitis: Art der Fraktur — histologischer Typ

Histologischer Typ \ Art der Fraktur	Geschlossen	Offen	Σ
Chronisch-aggressive Osteomyelitis	58 (55,17)	83 (85,85)	141
Chronisch-persistierende Osteomyelitis	23 (19,57)	27 (30,43)	50
Chronisch-narbige Osteomyelitis	13 (15,26)	26 (23,74)	39
Mischformen der chronischen Osteomyelitis	14 (18,00)	32 (28,00)	46
Σ	108	168	276

3 FG $\hat{\chi}^2 = 3{,}24$
$\chi^2 = 7{,}81$
$\hat{\chi}^2 < \chi^2$

Tendenz erkennen: In den ersten 4 Wochen finden sich bei geschlossener Fraktur weniger Fälle mit Osteomyelitis, bei offener Fraktur mehr Patienten als zu erwarten sind, wenn sich dieser Unterschied auch statistisch nicht hat absichern lassen. Dem entspricht, daß sich in der 5.–12. Woche häufiger eine posttraumatische Osteomyelitis nach geschlossener, seltener nach offener Fraktur findet.

Eine Abhängigkeit zwischen der Art der Fraktur und dem *histologischen Typ* hat sich nicht nachweisen lassen (Tabelle 14). Zu einem etwas aussagekräftigeren Ergebnis gelangt

Tabelle 15. Chronische posttraumatische Osteomyelitis nach geschlossener Fraktur: Manifestationszeit − histologischer Typ

Histologischer Typ \ Manifestationszeit	Wochen					4 Monate und mehr	Σ
	0−2	3−4	5−6	7−8	9−12		
Chronisch-aggressive Osteomyelitis	17 (14,67)	8 (7,33)	2 (4,51)	4 (5,08)	4 (5,08)	9 (7,33)	44
Chronisch-persistierende Osteomyelitis	6 (5,33)	2 (2,67)	3 (1,64)	2 (1,85)	2 (1,85)	1 (2,67)	16
Chronisch-narbige Osteomyelitis	1 (3,33)	1 (1,67)	2 (1,03)	1 (1,15)	2 (1,15)	3 (1,67)	10
Mischformen der chronischen Osteomyelitis	2 (2,67)	2 (1,33)	1 (0,82)	2 (0,92)	1 (0,92)	0 (1,33)	8
Σ	26	13	8	9	9	13	78

15 FG $\hat{\chi}^2 = 12,79$
$\chi^2 = 25,00$
$\hat{\chi}^2 < \chi^2$

Tabelle 16. Chronische posttraumatische Osteomyelitis nach offener Fraktur: Manifestationszeit − histologischer Typ

Histologischer Typ \ Manifestationszeit	Wochen			4 Monate und mehr	Σ
	0−2	3−4	5−12		
Chronisch-aggressive Osteomyelitis	23 (22,35)	20 (15,09)	8 (8,94)	6 (10,62)	57
Chronisch-persistierende Osteomyelitis	6 (5,49)	3 (3,70)	1 (2,20)	4 (2,61)	14
Chronisch-narbige Osteomyelitis	4 (5,10)	1 (3,44)	2 (2,04)	6 (2,42)	12
Mischformen der chronischen Osteomyelitis	7 (7,06)	3 (4,77)	5 (2,82)	3 (3,35)	18
Σ	40	27	16	19	102

9 FG $\hat{\chi}^2 = 14,94$
$\chi^2 = 16,92$
$\hat{\chi}^2 < \chi^2$

Tabelle 17. Chronische posttraumatische Osteomyelitis: histologischer Verlauf — Art der Fraktur

Histologischer Verlauf \ Art der Fraktur	Geschlossen	Offen	Σ
Günstig	10 (14,48)	24 (19,52)	34
Ungünstig	36 (31,52)	38 (42,48)	74
Σ	46	62	108

Yates-Korrektur: $\hat{\chi}^2 = 2,78$ $\hat{\chi}^2 < \chi^2$
Ohne Korrektur: $\hat{\chi}^2 = 3,52$ 1 FG $\chi^2 = 3,84$

man, wenn man homogenere, einheitlichere Kollektive zusammenstellt. Hierzu wurden die beiden Gruppen mit „geschlossener" und „offener" Fraktur herausgegriffen und in beiden Kollektiven die Manifestationszeit in Abhängigkeit vom histologischen Typ überprüft (Tabelle 15 und 16). Hier findet sich bei der offenen Fraktur die chronisch-aggressive Osteomyelitis etwas gehäuft bei der Inkubationszeit von 3—4 Wochen und etwas seltener bei einer Inkubationszeit von 4 Monaten und mehr. Eine ähnliche, statistisch nicht signifikante Tendenz zeigte sich bei geschlossener Fraktur nicht.

Stellt man die Art der Fraktur sowie die unterschiedlichen *histologischen Verläufe* in einer Kontingenztafel zusammen (Tabelle 17), so zeigt sich zwar, daß die beobachteten von den erwarteten Werten etwas stärker abweichen, eine Signifikanz ergibt sich im χ^2-Test jedoch nicht, d. h. es handelt sich wiederum um eine zufällige Verteilung. Dabei fällt jedoch eine gewisse Tendenz auf: In der Gruppe mit primär geschlossener Fraktur finden sich mehr Fälle mit ungünstigem Heilverlauf als erwartet, wogegen die Gruppe der primär offenen Frakturen weniger Patienten mit schlechtem histologischem Heilverlauf aufweist. Umgekehrt verhält sich die Zahl der Patienten mit günstigem Heilverlauf. Es ist zu erwarten, daß bei größerem Zahlenmaterial diese Tendenz auch in einer statistischen Signifikanz deutlich wird.

Eine zufällige Verteilung ergab sich bei der Gegenüberstellung von Art der Fraktur und Typ der bei der chronischen Knochenentzündung isolierten Bakterien sowie den verschiedenen Komplikationen.

Einfluß des Zeitpunktes der Operation bzw. der konservativen Behandlung
Klinisch ist wegen des sich posttraumatisch entwickelnden Weichteilödems eine möglichst rasche osteosynthetische Versorgung nach dem Trauma wünschenswert [29, 148, 181]. Wir haben deshalb überprüft, ob der Zeitpunkt der Operation bzw. die Tatsache einer konservativen Erstbehandlung auf die verschiedenen in Rede stehenden Parameter bzw. den histologischen Verlauf der chronischen Knocheninfektion Einfluß nimmt. Durch den langwierigen Verlauf der chronischen Osteomyelitis bedingt, hat sich der Zeitpunkt der Operation nachträglich anhand der Krankengeschichte nur noch bei wenigen Patienten ermitteln lassen.

Tabelle 18. Chronische posttraumatische Osteomyelitis: Manifestationszeit – histologischer Typ

Histologischer Typ \ Manifestationszeit	Wochen			Σ
	0–2	3–4	mehr als 4	
Chronisch-aggressive Osteomyelitis	12 (13,47)	8 (8,57)	10 (7,96)	30
Chronisch-persistierende Osteomyelitis	2 (1,35)	1 (0,85)	0 (0,80)	3
Chronisch-narbige Osteomyelitis	2 (2,69)	1 (1,72)	3 (1,59)	6
Mischformen der chronischen Osteomyelitis	6 (4,49)	4 (2,86)	0 (2,65)	10
Σ	22	14	13	49

6 FG $\hat{\chi}^2 = 6{,}64$
$\chi^2 = 12{,}59$
$\hat{\chi}^2 < \chi^2$

Tabelle 19. Chronische posttraumatische Osteomyelitis in Tibiaschaftmitte: Manifestationszeit – histologischer Typ

Histologischer Typ \ Manifestationszeit	Wochen			Σ
	0–2	3–6	7 und mehr	
Chronisch-aggressive Osteomyelitis	14 (11,63)	17 (13,16)	12 (18,21)	43
Chronisch-persistierende Osteomyelitis	3 (3,79)	5 (4,28)	6 (5,93)	14
Chronisch-narbige Osteomyelitis	2 (2,98)	1 (3,36)	8 (4,66)	11
Mischformen der chronischen Osteomyelitis	4 (4,60)	3 (5,20)	10 (7,20)	17
Σ	23	26	36	85

6 FG $\hat{\chi}^2 = 10{,}48$
$\chi^2 = 12{,}59$
$\hat{\chi}^2 < \chi^2$

Aussagekräftige Ergebnisse haben sich deshalb bei der Gegenüberstellung mit der Manifestationszeit, der Anzahl der Komplikationen und dem histologischen Verlauf nicht erzielen lassen.

Einfluß der Manifestationszeit
Setzt man die Dauer der Manifestationszeit mit der Häufigkeit der verschiedenen *histologischen* Formen der Osteomyelitis bei der feingeweblichen *Erstuntersuchung* in Korrelation, so ergibt sich kein statistisch signifikanter Zusammenhang (Tabelle 18), d. h. in diesem unausgewählten Kollektiv wird die Knocheninfektion in ihren verschiedenen feingeweblichen Formen bei der Erstuntersuchung etwa zum gleichen Zeitpunkt manifest. Greift man jedoch von allen Lokalisationen der posttraumatischen Knochenentzündung die in der Tibiaschaftmitte heraus, so zeigt sich in diesem — was die Lokalisation betrifft — einheitlicheren Kollektiv eine Tendenz. Es findet sich die chronisch-aggressive Osteomyelitis häufiger bei einer Manifestationszeit von bis zu 6 Wochen, seltener jedoch bei einer Manifestationszeit von 7 Wochen und mehr (Tabelle 19). Bei einer Manifestationszeit von 7 Wochen und mehr ist die chronisch-narbige Osteomyelitis häufiger als erwartet vertreten.

Bei der Korrelation der unterschiedlichen *Erreger* mit der Manifestationszeit ergibt sich eine Signifikanz insofern, als „sterile" Abstriche sich häufiger als erwartet bei kurzer Manifestationszeit finden. Andere größere Abweichungen betreffen die selten beobachteten Bakterien (Klebsiella sp., Proteus sp. und Escherichia coli (Tabelle 20). Wegen der Heterogenität dieser Gruppe und der Tatsache, daß es sich bei den angeführten Bakterien zwar um die ersten in der Krankengeschichte aufgeführten, nicht notwendigerweise aber um die tatsächlich zuerst aufgetretenen Bakterien handelt, kommt der festgestellten Signifikanz keine größere Bedeutung zu. Weiter wurde untersucht, ob sich aus der Länge der Manifestationszeit Hinweise auf den *histologischen Verlauf* gewinnen ließen. Die beobachteten Werte wichen jedoch von den erwarteten nicht nennenswert ab (Tabelle 21).

Einfluß des histologischen Typs
Bei der Gegenüberstellung des histologischen Typs mit den *unterschiedlichen Komplikationen* und den verschiedenen *Erregern* haben sich statistisch signifikante Zusammenhänge nicht gezeigt. Im einzelnen fiel jedoch auf, daß bei chronisch-aggressiver Osteomyelitis etwas häufiger als zu erwarten Staphylococcus aureus seltener Pseudomonas gezüchtet wurden. Mischinfektionen fanden sich etwas vermehrt bei chronisch-aggressiver Knochenentzündung. Die chronisch-persistierende und chronisch-narbige Knocheninfektion zeigten häufiger einen „sterilen" Abstrich (Tabelle 22).

Setzt man die *Lokalisation* mit den verschiedenen histologischen Formen der Knochenentzündung in Beziehung, so findet sich lediglich eine deutliche Abweichung der Erwartungswerte bei chronisch-aggressiver Osteomyelitis und der Lokalisation im Femur. Auffallend häufig ist ferner die chronisch-persistierende Osteomyelitis im Hüftgelenk lokalisiert, während die chronisch-aggressive Knochenentzündung hier besonders selten beobachtet wird. Im χ^2-Test hat sich dieser Unterschied jedoch nicht verifizieren lassen.

Einfluß der unterschiedlichen Keime
Der am häufigsten bei der chronischen Knocheninfektion isolierte Staphylococcus aureus ist durch eine besonders hohe Virulenz gekennzeichnet [29].

Von daher wäre zu erwarten, daß die unterschiedlichen Erreger, besonders also Staphylococcus aureus bei histologisch günstigem bzw. ungünstigem Heilverlauf seltener bzw. häu-

Tabelle 20. Chronische posttraumatische Osteomyelitis: Manifestationszeit – Art der Erreger

Manifestationszeit	Wochen				Monate			Σ
Art der Erreger	0–2	3–4	5–6	7–8	9–12	4–6	7 und mehr	
Staphylococcus aureus	31 (30,36)	18 (19,15)	6 (5,60)	5 (7,94)	9 (7,47)	13 (8,41)	3 (6,07)	85
Pseudomonas aeruginosa	12 (12,50)	10 (7,88)	3 (2,31)	7 (3,27)	1 (3,08)	– (3,46)	2 (2,50)	35
Selten beobachtete Bakterien	11 (8,57)	2 (5,41)	0 (1,58)	3 (2,24)	2 (2,11)	1 (2,37)	5 (1,72)	24
„Steril" (dauernd) [a]	3 (3,57)	2 (2,25)	1 (0,66)	0 (0,94)	1 (0,88)	2 (0,99)	1 (0,71)	10
	5 (0,21)	7 (5,18)	1 (1,52)	1 (2,15)	4 (2,02)	3 (2,28)	2 (1,64)	23
„Steril" (anfangs)	2 (4,64)	5 (2,93)	0 (0,86)	1 (1,21)	3 (1,14)	1 (1,29)	1 (0,93)	13
Mischinfektion	6 (5,36)	4 (3,38)	2 (0,99)	1 (1,40)	0 (1,32)	1 (1,48)	1 (1,07)	15
Σ	65	41	12	17	16	18	13	182

$\chi^2 = 37{,}25$
24 FG $\chi^2 = 36{,}42$
$\hat{\chi}^2 > \chi^2$

[a] Zahlen von „steril" (dauernd) und „steril" (anfangs) zusammengefaßt

Tabelle 21. Chronische posttraumatische Osteomyelitis: Manifestationszeit — histologischer Verlauf

Manifestationszeit Histologischer Verlauf	Wochen			Monate		Σ
	0–4	5–8	9–12	4–6	7–12	
Günstig	19 (17,64)	4 (4,22)	1 (1,15)	3 (3,45)	1 (1,54)	28
Ungünstig	27 (28,36)	7 (6,75)	2 (1,85)	6 (5,55)	3 (2,46)	45
Σ	46	11	3	9	4	73

4 FG $\quad \hat{\chi}^2 = 0,62$
$\quad\quad\;\; \chi^2 = 9,49$
$\quad\quad\;\; \hat{\chi}^2 < \chi^2$

figer als erwartet zu beobachten ist. Zwar hat sich keine signifikante Abweichung der beobachteten von den Erwartungswerten ergeben, es ließ sich jedoch eine gewisse Tendenz erkennen (Tabelle 23): Staphylococcus aureus wird tatsächlich seltener bei günstigem und etwas häufiger bei ungünstigem Verlauf beobachtet. Eine deutlichere Tendenz zeigt die Gegenüberstellung von histologischem Verlauf und „sterilen" Abstrichen. Etwa doppelt so häufig wie erwartet finden sich „sterile" Abstriche bei günstigem Verlauf, etwa halb so häufig wie erwartet bei ungünstigem Verlauf.

8.2 Morphologische Untersuchungen

Die morphologischen Befunde, einschließlich des Ergebnisses der angiologischen Untersuchungen sind weiter vorn zusammengetragen und durch eine Darstellung der Morphologie der Sonderformen, der Komplikationen sowie der lokalen Behandlungsformen der chronischen posttraumatischen Osteomyelitis ergänzt (s. Kap. 5.1, 5.2, 7.1–7.3). Aus diesen Befunden sollten im folgenden jene herausgezogen werden, die zur Klärung des langwierigen Verlaufes der chronischen Knochenentzündung mit von Bedeutung sind.

8.2.1 Histologische Befunde

Im Verlaufe der chronischen posttraumatischen Osteomyelitis werden immer wieder Höhlenbildungen beobachtet, deren Größe und Lokalisation bei dieser Form der Knochenentzündung von der Art, dem Ausmaß und der Lokalisation des vorangegangenen Traumas abhängen (s. Abb. 7). Diese osteomyelitischen Höhlen spielen aus zweierlei Gründen für den chronischen Verlauf der posttraumatischen Knocheninfektion eine Rolle: zum einen ist es die Tatsache, daß diese Höhlen wegen ihrer überwiegend starren knöchernen Wand nicht kollabieren, also auch nicht von selbst, d. h. ohne Hilfe von außen, abheilen können; zum

Tabelle 22. Chronische posttraumatische Osteomyelitis: histologischer Typ — Art der Erreger

Art der Erreger	Chronisch-aggressive Osteomyelitis	Chronisch-persistierende Osteomyelitis	Chronisch-narbige Osteomyelitis	Mischformen der chronischen Osteomyelitis	Σ
Staphylococcus aureus	67 (60,06)	18 (20,46)	15 (17,35)	17 (19,13)	117
Pseudomonas aeruginosa	19 (22,59)	10 (7,70)	6 (6,52)	9 (7,19)	44
Klebsiella sp.	1 (3,08)	2 (1,05)	0 (0,89)	3 (0,98)	6
Proteus sp.	3 (3,59)	1 (1,22)	1 (1,04)	2 (1,15)	7
Escherichia coli	3 (3,08)	1 (1,05)	1 (0,89)	1 (0,98)	6
Selten beobachtete Bakterien	6 (7,70)	4 (2,62)	1 (2,23)	4 (2,45)	15
Mischinfektionen	23 (17,96)	3 (6,13)	5 (5,19)	4 (5,72)	35
„Steril" (dauernd)	6 (8,73)	6 (2,97)	3 (2,52)	2 (2,78)	17
„Steril" (anfangs)	7 (8,21)	1 (2,80)	7 (2,37)	1 (2,62)	16
Σ	135	46	39	43	263

24 FG $\hat{\chi}^2 = 33,35$
$\chi^2 = 36,42$
$\hat{\chi}^2 < \chi^2$

anderen sind es die im Inneren der osteomyelitischen Höhlen angesiedelten Bakterien, die immer wieder Ursache neuer Rezidive werden können.

Ordnet man die makroskopisch unterschiedlich gestalteten osteomyelitischen Höhlen dem *histologischen Typ* der chronischen Knocheninfektion zu (s. 5.2.2), so hat sich gezeigt, daß es sich hierbei in der Regel um die chronisch-aggressive Osteomyelitis handelt, für die besonders Knochennekrosen mit deutlich überwiegendem Knochenabbau charakteristisch sind.

In anderen osteomyelitischen Herden überwiegt sowohl im Markraum der Röhrenknochen als auch im angrenzenden Weichteilgewebe ein unterschiedlich altes Narbengewebe. Auch hier können sich innerhalb und außerhalb des Knochengewebes kleine, z. T. sequesterbeladene Abszesse verbergen, die zum Ausgangspunkt eines neuen Schubes der chroni-

Tabelle 23. Chronische posttraumatische Osteomyelitis: histologischer Verlauf — Art der Erreger

Histologischer Verlauf / Art der Erreger	Staphylococcus aureus	Pseudomonas aeruginosa	Selten beobachtete Bakterien	Mischinfektion	„Steril"	Σ
Günstig	15 (17,99)	8 (7,47)	1 (2,38)	7 (6,11)	6 (3,05)	37
Ungünstig	38 (35,01)	14 (14,53)	6 (4,62)	11 (11,89)	3 (5,95)	72
Σ	53	22	7	18	9	109

4 FG $\hat{\chi}^2 = 6,53$
$\chi^2 = 9,49$
$\hat{\chi}^2 < \chi^2$

schen Knocheninfektion werden können. Diese Veränderungen finden sich — je nach Aktivitätsgrad der Entzündung — besonders bei chronisch-persistierender oder chronisch-narbiger Osteomyelitis.

Vergleicht man die Bedeutung der chronisch-aggressiven und chronisch-persistierenden bzw. narbigen Knocheninfektion für die Chronizität der Knocheninfektion, so sind es bei chronisch-aggressiver Osteomyelitis die ausgedehnten Höhlen mit den Wandabszessen, die den langwierigen Verlauf der Knocheninfektion mitbestimmen. Bei der chronisch-persistierenden bzw. narbigen Knocheninfektion sind es überwiegend die Abszesse im Narbengewebe, die für die auch nach langer Latenzzeit zu beobachtenden Rezidive verantwortlich sind.

Alle 3 histologischen Formen der chronischen Knochenentzündung gehen mit — wenn auch unterschiedlichen — Umbauvorgängen am Knochengewebe einher (s. Abb. 12—14), wobei unregelmäßige Sklerosierungen des Markraumes und auch Spongiosierungen der Kompakta auftreten und dicht nebeneinander liegen können. Dabei ist zu berücksichtigen, daß die beschriebenen Umbauvorgänge durch andere entzündungsunabhängige Faktoren begünstigt werden. Hierzu gehören altersbegünstigte Knochenveränderungen (besonders die Osteoporose) sowie Auflockerungen der Kompakta durch Druckplattenosteosynthese [39].

Die Gesamtheit dieser im Einzelfall unterschiedlich ausgeprägten Knochenumbauvorgänge kann nun gleichsam indirekt — nämlich über die ebenfalls *morphologisch faßbaren Komplikationen* — für die Chronizität der Osteomyelitis eine wichtige Rolle spielen.

Die entzündlichen und therapiebedingten sowie altersbegünstigten Knochenumbauvorgänge bilden die morphologische Grundlage einer seit langem bekannten Komplikation, nämlich der *Refraktur* (s. Abb. 32).

Bei dieser auch im eigenen Untersuchungsgut häufig festgestellten Komplikation ist es nicht nur die Kontinuitätstrennung des osteomyelitischen Knochens, die klinisch so bedeutungsvoll ist, sondern es ist die Tatsache, daß von solchen Refrakturen im Bereich alter osteomyelitischer Herde immer wieder auch Rezidive des Knocheninfektes ausgehen können. Verantwortlich für das Wiederaufflackern der Knochenentzündung dürften bei der

Refraktur besonders die im Narbengewebe liegenden kleinen Abszesse sein, die bei der Fraktur aufbrechen.

Die zahlenmäßig häufigste und für den Verlauf der chronischen Knocheninfektion besonders wichtige Komplikation ist die *infizierte Pseudarthrose* (s. 7.2.1, S. 48f. sowie 8.1.1, S. 73). Pathologisch-anatomisch ist die infizierte Pseudarthrose durch ausgedehnte Knochenumbauvorgänge mit Verdichtungen und Auflockerungen gekennzeichnet (s. Abb. 29). Histologisches Merkmal ist – neben den Knochenumbauvorgängen – ein dicht entzündlich infiltriertes Narben- bzw. Granulationsgewebe mit kleinen Abszessen, wobei die feingeweblichen Merkmale der nicht infizierten Pseudarthrose (altes Narbengewebe und metaplastisches Knorpelgewebe) häufig stark in den Hintergrund treten.

Die Bedeutung der infizierten Pseudarthrose für den langjährigen Verlauf der posttraumatischen Knochenentzündung liegt darin, daß von dem entzündlich infizierten Granulationsgewebe und den kleinen Weichteilabszessen immer wieder Rezidive ausgehen können, wobei die Entzündung durch die Instabilität immer wieder unterhalten wird, ja sich Knochenentzündung und Instabilität wechselseitig fördern [51]. Begünstigt wird die Rezidivneigung durch schlecht durchblutetes Narbengewebe im Bereich der Pseudarthrose.

Auch weitere Komplikationen der chronischen posttraumatischen Knochenentzündung, die *gutartige Epidermishyperplasie* und das *Narbenkarzinom* können ebenfalls zum Wiederaufflackern der chronischen Osteomyelitis führen. Sowohl bei der gutartigen Epidermishyperplasie (Morbus Gottron) als auch beim osteomyelitischen Narbenkarzinom bildet sich eine z. T. ausgeprägt verbreitete epitheliale Auskleidung der ursprünglichen Wundfläche (Ulkus oder Fistelgänge). Unterhalb dieses verdickten epithelialen Saumes können sich – wie wir mehrfach beobachtet haben – Abszesse und Knochensequester verbergen, die einerseits den osteomyelitischen Prozeß nicht zur Ruhe kommen lassen, andererseits die Proliferation des darüber gelegenen Epithels ständig unterhalten. Beim osteomyelitischen Narbenkarzinom wird die Chronizität des Prozesses insofern gefördert, als durch tumorbedingte Zerfallsprodukte die Osteozyten massiv geschädigt werden, so daß es zu z. T. ausgedehnten Knochennekrosen und Osteolysen kommt. Diese Knochennekrosen sind – neben den unmittelbaren Tumorauswirkungen durch Tumorzerfall – ein wichtiger Grund für die klinisch beobachtete „Exazerbation" der Osteomyelitis.

Von den *Sonderformen* der chronischen posttraumatischen Knochenentzündung, die für erneute Rezidive der Infektion verantwortlich sein können, sind die Bohrloch- und die *Amputationsstumpfosteomyelitis* zu nennen.

Die von uns mitunter mehrfach in Amputationspräparaten beobachtete Bohrlochosteomyelitis ist für den langwierigen Verlauf der chronischen posttraumatischen Knocheninfektion u. U. deshalb von Bedeutung, weil durch das Übergreifen der Entzündung auf die Bohrlöcher das Fistelkanalsystem der Osteomyelitis verlängert werden kann und sich so kleine, u. U. intraossäre Abszesse abkapseln können.

Bei der gelegentlich zu beobachtenden Amputationsstumpfosteomyelitis kann es sich um ein echtes Rezidiv oder um eine Neuinfektion handeln (s. 7.1.4). In beiden Fällen kann diese morphologische Sonderform den langwierigen Verlauf der Knocheninfektion erklären.

8.2.2 Angiologische Befunde

Es wurde bereits verschiedentlich auf die Bedeutung hingewiesen, die den *Knochennekrosen* für den Verlauf der chronischen Knocheninfektion zukommt.

Solche Knochennekrosen können auf verschiedenen Wegen zustande kommen: etwa unmittelbar durch das zur Fraktur führende Trauma, wobei es sich um abgesprengte Knochenpartikel oder um durch das Trauma geschädigte *Frakturenden* handeln kann. Weiterhin können aber Bakterientoxine durch eine Schädigung der Osteozyten zu Knochennekrosen führen [169]. Auch können osteosynthetische Maßnahmen über Durchblutungsstörungen des unmittelbar betroffenen Knochengewebes Knochennekrosen nach sich ziehen, wobei die Bedeutung der verschiedenen therapeutischen Maßnahmen für die Entstehung der Knochennekrosen unterschiedlich beurteilt wird [4, 80, 140, 158, 169]. Das nekrotische Knochengewebe kann durch sekundäre Keimbesiedlung eine wichtige Rolle für die Entstehung und für den chronischen Verlauf der posttraumatischen Knochenentzündung spielen [72, 79, 94].

Darüber hinaus ist für die Pathogenese der chronischen posttraumatischen Osteomyelitis die entzündliche Mitbeteiligung kleinerer und größerer Arterien mit nachfolgenden Stenosen von Bedeutung. Diese sekundäre Arteriitis kann über eine Verminderung der Zufuhr von Nährstoffen und Antibiotika auf die Chronizität der Osteomyelitis Einfluß nehmen.

Was die *akute* Knocheninfektion betrifft, so haben unsere Untersuchungen gezeigt, daß die sekundäre Entzündung größerer oder kleinerer Arterien für die Entstehung einer posttraumatischen Osteomyelitis von untergeordneter Bedeutung ist. Eine Beteiligung größerer Arterien ist selten. Dann allerdings führt sie zu massiven Durchblutungsstörungen, die ein sofortiges ärztliches Eingreifen mit Thrombektomie oder sogar Amputation notwendig machen.

Die sekundäre Arteriitis kleinerer Arterien spielt deshalb für die Entstehung der chronischen Knocheninfektion eine geringe Rolle, weil sie durch die Vielzahl der im Rahmen des akuten Entzündungsprozesses neugebildeten Arterien in ihren Auswirkungen kompensiert wird.

Ebenso wie bei der akuten Knocheninfektion kann es bei der *chronischen* posttraumatischen Knochenentzündung durch Übergreifen der Entzündung auf die Wand *größerer* Arterien des Weichteilgewebes zu chronischen Arteriitiden mit parietalen Thromben kommen, die zu ausgeprägten Durchblutungsstörungen des nachgeschalteten Knochen- und Weichteilgewebes führen können. Bei günstiger Lokalisation können vorhandene Kollateralen genutzt bzw. neue aufgebaut werden, andernfalls können Nekrosen des Knochen- und Weichteilgewebes resultieren, die u. U. eine Amputation notwendig machen.

Die sekundäre chronische Arteriitis größerer Arterien wird offenbar durch solche histologischen Formen der chronischen Knocheninfektion gefördert, die zumindest teilweise chronisch-aggressive Herde aufweisen. Bei chronisch-persistierender Osteomyelitis können offensichtlich genügend Kollateralen gebildet werden, die die Durchblutung sichern.

Sind lediglich *kleinere* Arterien von der Entzündung betroffen, so sind Herde mit chronisch-aggressiver Osteomyelitis — überwiegend osteomyelitische Höhlen — in der Regel gut durchblutet, während die Herde mit chronisch-persistierender bzw. narbiger Knocheninfektion schlechter vaskularisiert sind.

Die Ursache der *Knochennekrosen* bei chronisch-posttraumatischer Osteomyelitis läßt sich am Amputationspräparat häufig nicht eindeutig erklären. Ihre Entstehung kann durch Bakterientoxine, besonders bei Infekten mit Staphylococcus aureus [169], Herde mit chronisch-persistierender Osteomyelitis und der damit verminderten Durchblutung sowie durch allgemeine Durchblutungsstörungen, besonders durch die Arteriosklerose begünstigt werden. Auch lassen sich im Einzelfall die Auswirkungen der unterschiedlichen osteosynthetischen Maßnahmen auf die Knochendurchblutung vor dem Hintergrund der Vorschädigung schlecht ermitteln. Nur in den seltenen Fällen mit sekundärer chronischer stenosierender Arteriitis größerer Arterien können Knochennekrosen ziemlich sicher auch am Amputationspräparat auf eine Ursache, nämlich die Arteriitis, zurückgeführt werden.

9 Diskussion der eigenen Befunde

9.1 Möglichkeiten und Grenzen von bioptischen Untersuchungen bei posttraumatischer Osteomyelitis in der Humanpathologie

Während bei der tierexperimentell erzeugten chronischen posttraumatischen Knocheninfektion jederzeit die Möglichkeit besteht, gezielt Gewebe aus bestimmten Arealen zur histologischen Untersuchung zu entnehmen und damit Einblicke in den Verlauf der Osteomyelitis oder u. U. eine ganz bestimmte Behandlungsmethode zu gewinnen [48, 51, 66, 146, 151], sind die Verhältnisse in der Humanpathologie wesentlich komplizierter.

Der große Unterschied zur tierexperimentell erzeugten posttraumatischen Knocheninfektion beginnt in der Humanpathologie bereits damit, daß die der Infektion vorausgehenden Unfälle hinsichtlich der auslösenden Ursache sowie der Art, dem Ausmaß und der Lokalisation der zugrunde liegenden Knochenfrakturen stark voneinander abweichen. Das heißt, daß die Art der der posttraumatischen Osteomyelitis vorausgehenden Knochenschädigung von Fall zu Fall stark wechselt.

Dieses schon von vornherein her unterschiedliche Kollektiv erfährt nun eine weitere Aufgliederung dadurch, daß voneinander abweichende Behandlungsmethoden für die primäre Versorgung der Frakturen angewandt werden. So kann z. B. bei der ersten Behandlung einer Fraktur aufgrund bestimmter Gegebenheiten ein Knochenbruch mit einer Druckplattenosteosynthese versorgt werden, ein u. U. hinzugetretener Infekt läßt es dann ratsam erscheinen, die Druckplatten zu entfernen und einen Fixateur externe anzubringen. In einem anderen Beispiel wird zunächst ein konservativer Behandlungsversuch unternommen, nach eingetretener Infektion wird dann als erster operativer Behandlungsschritt ein Fixateur externe angebracht. Es leuchtet ein, daß, eine vergleichbare primäre traumatische Knochen- und Weichteilverletzung vorausgesetzt, die lokale Schädigung im Knochen- und Weichteilgewebe im zweiten angenommenen Beispiel geringer ist.

Das große Spektrum der chirurgischen Behandlung wird schließlich durch eine Vielzahl lokaler medikamentöser Behandlungsmethoden und/oder durch eine parenterale Antibiotikagabe modifiziert. Die unterschiedlichen chirurgischen und medikamentösen Behandlungsmethoden der posttraumatischen Osteomyelitis zu Beginn und in der Folgezeit der Behandlung bedeuten eine immer weiter zunehmende Aufsplitterung des bereits vorher stark von einander abweichenden Patientenkollektivs [132].

Bei der chronischen posttraumatischen Knocheninfektion ist aber ein weiterer Faktor von großer Bedeutung: Im Gegensatz zur hämatogenen Osteomyelitis handelt es sich ganz überwiegend um Erwachsene. Dabei sind von der posttraumatischen Knocheninfektion auch ältere Menschen betroffen (s. 8.1.1, S. 67f.). Hier wird das morphologische Bild der posttraumatischen Knochenentzündung zusätzlich durch altersabhängige Veränderungen der Knochenstruktur mitbestimmt [38, 41, 128]. Findet sich ein Herd mit chronischer posttraumatischer Osteomyelitis bei einem älteren Menschen im Bereich von spongiösem Knochengewebe, so trifft die Entzündung hier auf ein Gewebe, dessen volumetrische Dichte vom 4. bis 9. Lebensjahr von 21 auf 12% abgenommen hat [38]. Die mit der chronischen Knochenentzündung und der Inaktivität einhergehende Verdünnung der Spongiosa ist deshalb bei der chronischen Knocheninfektion älterer Menschen besonders schwerwiegend. Da sich dabei außerdem die Zahl der Knochenbälkchen in der Spongiosa zusätzlich vermindert, reduziert sich damit auch die knöcherne Oberfläche, wodurch die Stoffwechselvorgänge zwischen dem Knochengewebe und dem Blut erschwert werden [38].

Liegt der Herd mit chronischer Knocheninfektion im Bereich der Kompakta, so begünstigt die durch die chronische Osteomyelitis verursachte Spongiosierung die ohnehin mit dem Alter einhergehende Spongiosierung und Verschmälerung der Kompakta [41].

Schließlich kann aber das makroskopische und mikroskopische Bild der posttraumatischen Knocheninfektion auch noch durch die im Alter gehäuft auftretenden Durchblutungsstörungen, z. B. im Rahmen der Arteriosklerose, abgewandelt werden. Jaffe u. Pomeranz [84] und Brookes [25] beobachteten, daß die Knochenkanälchen der Röhrenknochen von Extremitäten, die wegen einer stenosierenden Arteriosklerose amputiert werden mußten, gegenüber einem Vergleichskollektiv vergrößert waren. Die Spongiosierung der Kompakta, in ihrem Auftreten bereits durch das Alter, die chronische Osteomyelitis und die Inaktivität begünstigt, wird also weiterhin in ihrem Auftreten von Durchblutungsstörungen, wie der stenosierenden Arteriosklerose, gefördert. Auch konnte Brookes [25] zeigen, daß bei Zunahme der peripheren Durchblutungsstörungen eine zentripetale Knochenarterialisation auftritt und zunehmend für die Knochendurchblutung an Bedeutung gewinnt. Da die chronische Osteomyelitis sehr häufig mit ausgedehnten Vernarbungen einhergeht, die auch immer wieder das den Knochen umgebende Weichteilgewebe mit einbeziehen, erschwert die chronische Knocheninfektion die bei peripheren Durchblutungsstörungen „physiologischerweise" auftretende zentripetale Knochenarterialisation („Stromumkehr").

Außerdem ist bekannt, daß neben den aufgeführten, den gesamten Röhrenknochen betreffenden Mechanismen der Spongiosierung eine lokale Knochenauflockerung durch osteosynthetische Maßnahmen — wie durch Druckplattenosteosynthese — entstehen kann [39]. Eine Aussage zur Ätiologie einer Spongiosierung in einem kleinen kompakten Knochengewebspartikel, das der Pathologe zur histologischen Begutachtung erhält, ist daher fast unmöglich.

Aber noch aus einem anderen Grunde ist die feingewebliche Untersuchung des Knochengewebes bei posttraumatischer Osteomyelitis in der Humanpathologie erschwert. Während der Chirurg aufgrund der Vorgeschichte, des Lokalbefundes und anderer Daten die akute Phase der posttraumatischen Osteomyelitis in der Regel erfassen und auch behandeln kann, hat der Pathologe aus erklärlichen Gründen selten Gelegenheit, histologische Veränderungen einer solchen exogenen akuten Osteomyelitis zu beobachten (s. 5.1) [83, 102].

Schreitet trotz aller Behandlung der entzündliche Prozeß am Knochen weiter fort, so wird der Chirurg dem Pathologen ausreichend Gewebe zur Verfügung stellen können. Kommt der Prozeß unter der Behandlung jedoch zum Stillstand oder gar zur Vernarbung, so wird aus verständlichen Gründen der Chirurg das Operationsfeld möglichst in Ruhe lassen, höchstens winzige Gewebspartikel entnehmen, die nur eine bedingte Aussage ermöglichen.

Das bedeutet aber, daß das Untersuchungsgut, das in die Hand des Pathologen gelangt, vielfach nur eine negative Auswahl darstellt, also überwiegend nur von Fällen stammt, die unter der Therapie keine nennenswerte Beeinflussung des entzündlichen Prozesses gezeigt haben. Es ist deshalb verständlich, daß auch wir in unserem Untersuchungsgut nur seltener Gelegenheit hatten, Gewebsproben aus vernarbten osteomyelitischen Bereichen zu untersuchen.

In diesem Zusammehang muß auch noch auf folgendes hingewiesen werden: Die modernen Behandlungsmethoden, wie der Fixateur externe mit seiner Stabilisierung des Knochens außerhalb des osteomyelitischen Herdes, bedeuten eine der günstigen Voraussetzungen für den Heilungsprozeß [51, 146, 194]. Bei dieser Art der Behandlung wird in der Regel, abgesehen vom Débridement, die osteomyelitische Höhle selbst nicht „angetastet", so daß auch aus diesem Grund nur wenig Gewebe zur feingeweblichen Untersuchung zur Verfügung steht.

9.2 Histologische Einteilung der chronischen posttraumatischen Knocheninfektion und ihre Bedeutung im Rahmen von Verlaufsbeobachtungen

In der Literatur wird immer wieder auf die große Vielfalt des pathologisch-anatomischen Bildes der chronischen hämatogenen und posttraumatischen Knocheninfektion hingewiesen [96, 100, 102, 163, 183, 190]. Konsequenterweise leitete Lauche [100] daraus ab, daß eine Einteilung der chronischen Osteomyelitis nach histologischen Gesichtspunkten, z. B. nach der Zusammensetzung des Exsudates, wenig Sinn habe, da oft gleichzeitig verschiedene Formen zu finden seien. Auch Kreuscher und Hueper [96] haben bei ihren histologischen Untersuchungen, bei denen sie zur Beurteilung der chronischen Osteomyelitis das oberflächliche Granulationsgewebe herangezogen haben, sowohl eitriges als auch „sauberes" Granulationsgewebe gleichzeitig nebeneinander beobachtet.

Auch wir haben in unserem Untersuchungsgut mit posttraumatischer Osteomyelitis immer wieder ein Nebeneinander von eitriger Entzündung mit Knochennekrosen und Knochenabbau bzw. einem unterschiedlich alten Narbengewebe mit Rundzellinfiltraten und mehr oder weniger ausgeprägtem Knochenanbau gefunden. Eine Gliederung dieses häufig verwirrenden histologischen Bildes der chronischen posttraumatischen Osteomyelitis ist sicher problematisch — mit zunehmender Erfahrung ließen sich jedoch immer sicherer die beobachteten histologischen Bilder bestimmten Phasen der chronischen posttraumatischen Knocheninfektion zuordnen.

Entsprechend dem jeweiligen überwiegenden Aktivitätsgrad der Entzündung haben wir die chronische posttraumatische Knocheninfektion in eine chronisch-aggressive, chronisch-persistierende und chronisch-narbige Osteomyelitis eingeteilt [16, 93, 94].

Vor dem Hintergrund der starken zahlenmäßigen Zunahme der chronischen posttraumatischen Osteomyelitis durch eine steigende Anzahl von Verkehrsunfällen, verfolgt diese histologische Einteilung der chronischen Knocheninfektion das Ziel, Einblicke in den jeweiligen Aktivitätsgrad der Entzündung zu bekommen und so miteinander vergleichbare Befunde zu ermitteln. Nur auf diesem Wege lassen sich Erfahrungen über den Verlauf der chronischen posttraumatischen Knochenentzündung gewinnen. Innerhalb der letzten 14 Jahre haben wir mehr als 1500 Fälle mit chronischer posttraumatischer Knocheninfektion bioptisch und z. T. in Verlaufsbeobachtungen untersucht und die vorgeschlagene Einteilung anhand dieser Untersuchungen erprobt. Grundsätzlich hat sich diese Gliederung bewährt. Es müssen jedoch eine Reihe von Voraussetzungen gegeben sein, und die möglichen Fehlerquellen dürfen nicht außer acht gelassen werden.

Eine exakte histologische Beurteilung eines osteomyelitischen Herdes ist nur dann gegeben, wenn der Pathologe mehrere ausreichend große Gewebsproben aus verschiedenen Anteilen eines Entzündungsherdes untersuchen kann. Auf diese Weise wird die Überbewertung eines isolierten Gewebsstückes vermieden. Dazu hat es sich als praktisch erwiesen, daß der

Pathologe durch eine Zeichnung oder ein intraoperatives Foto über den makroskopischen Befund orientiert ist.

Weiter hat die Erfahrung gezeigt, daß sich bei der Beurteilung offenbar Schwierigkeiten dann ergeben, wenn lediglich kleine Partikel von jüngerem Granulationsgewebe und von nekrotischem Knochengewebe (ohne Abbauvorgänge) eingesandt werden. Hier fällt die Abgrenzung zur akuten Osteomyelitis mit eben beginnenden reparativen Veränderungen schwer, eine Erfahrung, auf die auch Waldvogel et al. [190] hingewiesen haben. Auch ergeben sich dann Täuschungen, wenn das eitrige Granulationsgewebe kein Knochengewebe enthält, hierbei kann es sich um Granulationsgewebe — mit den Zeichen einer rezidivierenden Entzündung — von außerhalb oder von innerhalb des Knochengewebes handeln. Das Fehlen von knöchernen Gewebsanteilen erlaubt jedoch keine Zuordnung zu einer chronisch-aggressiven Knocheninfektion.

Im Gegensatz zur hämatogenen Osteomyelitis [26] berechtigt das Fehlen oder Vorhandensein von Knochennekrosen bei der *posttraumatischen* Knocheninfektion aber nicht zu einer Abgrenzung der akuten von einer chronischen Knochenentzündung. Bei der posttraumatischen Osteomyelitis können Knochennekrosen auch *unmittelbar* durch den Unfall („posttraumatisch") entstehen.

Weitere Schwierigkeiten können dann auftreten, wenn das histologische Bild in allen Abschnitten mannigfaltig ist, d. h. wenn sich kein eindeutiges Überwiegen des einen oder anderen histologischen Typs der Osteomyelitis ergibt. In diesem Fall erlaubt das feingewebliche Bild dann lediglich die Aussage einer „Mischform" aus chronisch-aggressiver bzw. persistierender oder narbiger Knochenentzündung.

Der Einteilung der chronischen Osteomyelitis kommt eine besondere Bedeutung im Zusammenhang mit Verlaufsbeobachtungen zu. Dafür spricht die von uns gefundene gute Übereinstimmung zwischen klinischen und pathologisch-anatomischen Beobachtungen bei 61,7% der insgesamt 94 Fälle im eigenen Untersuchungsgut. Bei den restlichen 38,3% divergierte die Beurteilung. Hier lag klinisch ein günstiger Heilverlauf vor, pathologisch-anatomisch jedoch ein ungünstiger. Der Grund für diese fehlende Übereinstimmung in der Beurteilung lag darin, daß bei einem guten klinischen Heilverlauf keine operativen Eingriffe mehr nötig waren und damit kein Gewebe mehr entnommen werden mußte, also auch nicht für die pathologisch-anatomische Untersuchung zur Verfügung stand. Auf diese Weise blieb der „positive Umschlag" im Krankheitsverlauf ohne pathologisch-anatomisches Äquivalent. Der histologische Verlauf blieb also stehen im letzten nachgewiesenen feingeweblichen Stadium der Osteomyelitis, nämlich dem ungünstigen, der chronisch-aggressiven Knocheninfektion. Die mangelnde Übereinstimmung erklärt sich damit aus der Art und dem Zeitpunkt der Gewebsentnahme, aber nicht aus der histologischen Beurteilung.

Falsch-negative, nicht jedoch falsch-positive Befunde sind bei der histologischen Verlaufsbeurteilung möglich. Diese Tatsache gilt es bei klinischen und pathologisch-anatomischen Verlaufsbeurteilungen von chronischer posttraumatischer Knocheninfektion mit zu berücksichtigen.

9.3 Statistische Untersuchungen

9.3.1 Aufschlüsselung der eigenen 355 Fälle mit chronischer posttraumatischer Osteomyelitis

Was die *Altersverteilung* der chronischen posttraumatischen Osteomyelitis im eigenen Untersuchungsgut angeht, so handelt es sich bei 77,2% der Patieten um 20- bis 59jährige. Das Maximum betrifft die 30- bis 39jährigen mit 23,1% aller 355 Fälle (s. Abb. 43).

Bei Mittelmeier [117] sind besonders jüngere Erwachsene betroffen und zwar die 20- bis 25jährigen. Klemm u. Junghanns [91], die ausschließlich ein Untersuchungsgut von Erwachsenen mit chronischer posttraumatischer Osteomyelitis analysierten, verweisen in diesem Zusammenhang auf die große volkswirtschaftliche Bedeutung der chronischen posttraumatischen Knocheninfektion, da es sich ganz überwiegend um Erwachsene im erwerbsfähigen Alter handelt. Die Tatsache, daß das eigene Untersuchungsgut immerhin 33 Patienten (9,3%) im Alter von 60–69 Jahren enthält, erklärt sich damit, daß allein bei 10 Patienten dieser Altersgruppe die Osteomyelitis als Folge einer Totalendoprothese im Bereich des Hüft- oder Kniegelenkes wegen Arthrose oder Schenkelhalsfraktur aufgetreten war. Außerdem muß berücksichtigt werden, daß die Infektionsanfälligkeit nach osteosynthetischen Operationen bei Patienten über 60 Jahren deutlich zunimmt [185].

Bei der Analyse der *Geschlechtsverteilung* zeigt sich in Übereinstimmung mit der Literatur ein nur geringer Anteil von Frauen mit chronischer posttraumatischer Osteomyelitis. Er betrug im eigenen Kollektiv 12,7% (s. Abb. 43), bei Mittelmeier [117] unter 298 Patienten 18% und bei Stuhler et al. [171] unter 303 Fällen 18,8%. Der geringe Prozentsatz von Frauen mit chronischer posttraumatischer Knocheninfektion erklärt sich aus dem geringen Anteil von Frauen mit Wege- und Arbeitsunfällen [117].

Schlüsselt man das eigene Untersuchungsgut mit posttraumatischer Knochenentzündung nach der *Art des Traumas* auf, so finden sich unter den 296 Fällen mit bekannter Unfallursache 284 Friedensunfälle (95,9%), 2 Kriegsverletzungen (0,7%) und 10 Zustände nach osteosynthetischen Operationen (3,4%) (s. Abb. 44). Mittelmeier [117] hatte sein Untersuchungsgut von 298 Patienten mit posttraumatischer chronischer Knocheninfektion aus unterschiedlichen Zeiträumen miteinander verglichen. So fand er zwischen 1954 und 1963 50 Kriegsverletzungen (34,5%), zwischen 1961 und 1968 nur noch 21 Fälle (11,5%). Das eigene Untersuchungsgut entstammt überwiegend den Jahren 1977–1980, also einem Zeitraum bis zu 25 Jahren später als das von Mittelmeier [117]. In diesem Zeitraum ist die Anzahl der Kriegsverletzungen mit nachfolgender posttraumatischer Osteomeylitis so weit zurückgegangen, daß er im eigenen Patientenkollektiv nur noch 0,7% betrug. Entsprechend stieg der Anteil der Unfälle nach Friedensverletzungen von 34,6% (1954–1963) über 51,6% (1961–1968) bei Mittelmeier [117] auf 95,9% im eigenen Untersuchungsgut der Jahre 1977–1980 an. Bei der weiteren Analyse des Untersuchungsgutes mit bekanntem Unfallmechanismus (n = 296) lagen der Knocheninfektion in 49,3% der Fälle Verkehrsunfälle und in 32,8% Arbeitsunfälle zugrunde, in 13,8% der Osteomyelitiden gingen häusliche Unfälle voraus (s. Abb. 44).

Der hohe Anteil von Knochenentzündungen nach Verkehrsunfällen im eigenen Untersuchungsgut stimmt mit den Angaben der Literatur überein [29, 69, 79, 94, 102, 117, 132]. Der mit 32,8% hohe Anteil von Knocheninfektionen nach Arbeitsunfällen im eigenen Patientenkollektiv erklärt sich aus der Tatsache, daß unser Untersuchungsgut aus 2 berufsgenossenschaftlichen Unfallkliniken stammt, in denen der Anteil der Arbeitsunfälle besonders hoch ist.

Ausgehend von der *Art der Fraktur*, die der chronischen posttraumatischen Osteomyelitis zugrunde liegt, ergab das eigene Untersuchungskollektiv 58,6% offene und 38,2% geschlossene Frakturen (s. Abb. 45).

Mittelmeier [117] kam beim Vergleich seiner beiden zeitlich unterschiedlichen Untersuchungskollektive zu dem Schluß, daß der Anteil der Patienten, bei denen der posttraumatischen Knocheninfektion eine geschlossene Fraktur mit anschließender Osteosynthese vorausgegangen sei, zunehme. So stieg der Anteil der Osteomyelitiden nach geschlossener Fraktur von 43% (1954–1963) auf 55,4% (1961–1968) an. Entsprechend verminderte sich der Anteil der Osteomyelitis nach offener Fraktur in beiden Beobachtungszeiträumen von 57% auf 44,6%. Das Untersuchungsgut von Burri [29] der Jahre 1973–1975 bestätigte diese Tendenz nicht. Er fand einen errechneten Anteil von posttraumatischer Knocheninfektion nach offener Fraktur von 63,4% und nach geschlossener von 36,6%. Den Anteil von 38,2% eigener Fälle mit posttraumatischer Osteomyelitis nach geschlossener Fraktur und anschließender Osteosynthese bestätigten damit die Untersuchungen von Burri [29].

Hier scheint sich ein zunehmender Erfolg von therapeutischen Bedingungen und Möglichkeiten bei der osteosynthetischen Behandlung geschlossener Frakturen zu manifestieren.

Die *Manifestationszeit* bei chronischer posttraumatischer Osteomyelitis konnte im eigenen Untersuchungskollektiv nur bei 196 der 355 Patienten nachträglich ermittelt werden. Bei 72 der 196 Patienten (36,8%) manifestierte sich die chronische Knocheninfektion innerhalb der ersten 2 Wochen nach dem Unfall bzw. dem operativen Eingriff, bei 41 Fällen (20,0%) in der 3.–4. Woche. Im übrigen bleibt von den eigenen Untersuchungen festzuhalten, daß immerhin 10,2% der Patienten die ersten entzündlichen Erscheinungen im Zeitraum zwischen dem 4. und 6. Monat nach dem Unfall bzw. der Knochenoperationen aufwiesen und 6,1% innerhalb des 2. Halbjahres nach dem Unfall (Abb. 46).

Burri [29] unterscheidet einmal eine Manifestationszeit von einigen Stunden, eine weitere von wenigen Tagen und Wochen und eine dritte Gruppe, in denen die auf eine Osteomyelitis hinweisenden Symptome erst nach Monaten bis zu 1–2 Jahren auftreten („Spätabszesse"). Eine zahlenmäßige Gliederung der Manifestationszeit findet sich hier nicht. Unsere Zahlenangaben zur Manifestationszeit bei chronischer posttraumatischer Knocheninfektion zeigen, daß sich etwa bei einem Drittel der Patienten die ersten auf eine akute Knocheninfektion hindeutenden Symptome in den ersten 6 Wochen zeigen. Dieses Kollektiv entspricht etwa der 1. und 2. Gruppe von Burri [29]. Der große Anteil von Patienten mit relativ kurzer Manifestationszeit bestätigt die Bedeutung der postoperativen Kontrolle der Wundverhältnisse, besonders in den ersten Tagen nach dem Unfall bzw. der Osteosyntheseoperation, wie sie von seiten der Klinik immer wieder gefordert wird [76, 77, 79].

Bei der Analyse der verschiedenen *histologischen Formen* der chronischen Osteomyelitis mit einem hohen Anteil von 51,3% chronisch-aggressiver Entzündungen muß insgesamt berücksichtigt werden, daß die Gewebsproben, die der Pathologe zur Beurteilung erhält, vielfach nur eine negative Auswahl darstellen (s. Abb. 47, vgl. 9.1). Dieses Gewebe fällt bei der Therapie osteomyelitischer Herde als Debridement an. Außerdem werden entzündliche Knochenherde, bei denen die Infektion überwiegend zur Ruhe gekommen ist (chronischpersistierende oder narbige Osteomyelitis) aus verständlichen Gründen chirurgischerseits nicht mehr angegangen, so daß sie seltener zur feingeweblichen Beurteilung gelangen (s. 9.1).

Bei den *bakteriologischen* Untersuchungen hatte sich im eigenen Untersuchungsgut von 355 Patienten mit chronischer posttraumatischer Osteomyelitis Staphylococcus aureus als häufigster Erreger gefunden (40,6%), gefolgt von Pseudomonas aeruginosa mit 14,9%. Wesentlich seltener konnten Escherichia coli (2,8%), Proteus sp. und Staphylococcus epidermidis (jeweils 2,3%) und Klebsiella sp. (2,0%) isoliert werden (s. Abb. 48).

Burri [29] hat nach Angaben der Literatur die Verteilung der bakteriellen Befunde bei chronischer posttraumatischer Osteomyelitis zusammengestellt: Auch hier bestätigte sich Staphylococcus aureus mit einem durchschnittlichen Wert von 65,4% als häufigster Erreger der posttraumatischen Knocheninfektion, wobei allerdings zu berücksichtigen ist, daß diese Kollektive z. T. auch Mischinfektionen beinhalten. Aber auch dann, wenn nur die Monoinfektionen berücksichtigt werden [105, 132, 190], überwiegt Staphylococcus aureus bei weitem. Zweithäufigste Erreger sind nach Linzenmeier [105] Pseudomonas aeruginosa, nach anderen Autoren Streptokokken [54, 190] oder Proteus [134]. Größere Abweichungen ergaben sich bei Escherichia coli im Vergleich zu Gerszten [54] mit 8% bzw. zu Popkirov [134] mit 17,5%.

Besonders große Unterschiede zeigten sich außerdem beim Anteil von Staphylococcus epidermidis. Gerszten [54] fand bei 21% seiner Patienten diesen Erreger als ersten Keim. Da es sich in unserem Untersuchungsgut auf der einen Seite sehr häufig nicht um die ersten bakteriellen Erreger handelt und andererseits Staphylococcus epidermidis als Saprophyt sehr häufig bei der ersten bakteriologischen Untersuchung osteomyelitischer Herde gefunden wird, könnte die Erklärung darin zu suchen sein, daß sich auf die Infektion mit Staphylococcus epidermidis eine Besiedlung mit einem anderen Erreger, etwa Staphylococcus aureus, aufpfropft. Aufgrund größerer Statistiken ergeben sich in abfallender Häufigkeit folgende Keime, die bei einer chronischen Osteomyelitis isoliert werden: Staphylococcus aureus, Proteus sp., Escherichia coli, Pseudomonas aeruginosa, Streptokokken [29]. Mit Ausnahme von Pseudomonas aeruginosa trifft diese Reihenfolge auch für das Ergebnis der bakteriologischen Untersuchungen im eigenen Patientenkollektiv zu.

Bei der Analyse der *Lokalisation* der chronischen posttraumatischen Osteomyelitis fand sich im eigenen Untersuchungsgut als häufigste Lokalisation die Tibia (57,7%), gefolgt vom Femur mit 16,6%, den Mittelfußknochen, einschließlich des oberen Sprunggelenkes mit 7,3% sowie dem Unterarm mit 4,6%. Die übrigen Anteile des Skelettes waren mit einer Häufigkeit von unter 3% beteiligt (s. Abb. 49).

Burri [29] hat 933 Fälle mit chronischer posttraumatischer Knocheninfektion auf die Lokalisation hin überprüft. Hierbei war der Unterschenkel 357mal (38,3%) und der Oberschenkel 320mal (34,3%) beteiligt. Auch im eigenen Untersuchungsgut waren Unter- und Oberschenkel am häufigsten von der chronischen posttraumatischen Knochenentzündung betroffen, wobei sich jedoch ein hoher zahlenmäßiger Unterschied der beiden Röhrenknochen von 57,7% bzw. 16,6% ergab. Der relativ geringe Anteil des Femurs (16,6%) für die Lokalisation der chronischen posttraumatischen Osteomyelitis hängt sicher damit zusammen, daß im eigenen Untersuchungsgut die großen Gelenke gesondert aufgeführt wurden, wenn die chronische Knocheninfektion in beiden, das Gelenk bildenden Röhrenknochen lokalisiert war, also unabhängig davon, welcher der beiden Röhrenknochen primär von dem der Infektion zugrunde liegenden Trauma betroffen war. Außerdem wurden im eigenen Untersuchungsgut die Fälle mit posttraumatischer Osteomyelitis des Hüftgelenkes nach Totalendoprothese getrennt aufgeführt und nicht dem Femur zugerechnet.

Die Beteiligung des Unterarmes mit 4,6% aller eigenen Patienten mit chronischer posttraumatischer Osteomyelitis ist der von Burri [29] mit 6% vergleichbar. Etwa gleich häufig war die chronische Knocheninfektion in den einzelnen Knochen der Hand und des Fußes zusammengenommen bei Burri [29] mit 8,9% und im eigenen Patientenkollektiv mit 8,5%.

9.3.2 Gegenüberstellung der klinischen, pathologisch-anatomischen und bakteriologischen Parameter und ihre Beziehung zum histologischen Verlauf der chronischen posttraumatischen Osteomyelitis

Ergeben sich aus der Gegenüberstellung von *Lebensalter* und den verschiedenen klinischen, bakteriologischen und pathologisch-anatomischen Parametern unseres Patientenkollektivs Hinweise, die Rückschlüsse auf den chronischen Verlauf der posttraumatischen Knocheninfektion zulassen? Es läßt sich ein statistisch gesicherter Zusammenhang zwischen dem Lebensalter und der Art des Unfalles, der der posttraumatischen Osteomyelitis zugrunde liegt, belegen (s. Tabelle 4). Hier versteckt sich jedoch lediglich die Tatsache, daß diese verschiedenen Unfälle in gewissen Lebensaltern gehäuft auftreten. Auch der statistisch gesicherte Zusammenhang zwischen dem Lebensalter und der Lokalisation der posttraumatischen Osteomyelitis beruht darauf, daß die der Osteomyelitis zugrundeliegenden Unfälle bzw. prothetischen Knochenoperationen gehäuft in gewissen Lebensphasen beobachtet bzw. durchgeführt werden. Rückschlüsse auf den chronischen Verlauf der posttraumatischen Knocheninfektion lassen sich aus diesen Zusammenhängen nicht ziehen. Auch die Tatsache, daß bestimmte Komplikationen in unterschiedlichen Lebensaltern gehäuft bzw. vermindert beobachtet werden (s. Tabelle 7), steht nicht in Zusammenhang mit dem langwierigen Verlauf der posttraumatischen Knocheninfektion. Sie findet ihre Erklärung darin, daß in höherem Lebensalter häufiger wegen einer posttraumatischen Osteomyelitis amputiert werden muß, um so eine länger bestehende Bettlägerigkeit zu vermeiden [29]. Damit vermindert sich naturgemäß auch die Anzahl der Komplikationen (Refrakturen und Pseudarthrosen). Im jüngeren Lebensalter kann wesentlich gefahrloser mit der Amputation zugewartet bzw. auf die Amputation verzichtet werden. Dabei muß der Nachteil vermehrter Pseudarthrosen und Refrakturen in Kauf genommen werden. Durch eine vermehrte Amputationsfrequenz in höherem Lebensalter werden gerade jene Komplikationen der posttraumatischen Osteomyelitis vermieden, die wegen der besonderen Altersveränderungen am Knochengewebe zu erwarten sind [38, 41, 128, 198].

Unsere Untersuchungen hatten eine gute Übereinstimmung zwischen klinischem und histologischem Verlauf der chronischen posttraumatischen Osteomyelitis gezeigt (s. Kap. 6). Im vorliegenden Untersuchungsgut ergaben sich bei Korrelation zwischen Lebensalter auf der einen Seite und den verschiedenen klinischen, pathologisch-anatomischen und bakteriologischen Parametern auf der anderen Seite jedoch keine Hinweise, die Rückschlüsse auf einen günstigen oder ungünstigen histologischen Heilverlauf zuließen. Die klinische Erfahrung eines schlechteren Heilverlaufes bei posttraumatischer Osteomyelitis in höherem Lebensalter [29, 161] konnte also im vorliegenden Patientenkollektiv mit statistischen Methoden nicht erhärtet werden.

Bei der Korrelation der *Art des Unfalles* mit den verschiedenen klinischen, pathologisch-anatomischen und bakteriologischen Parametern sowie dem histologischen Verlauf haben sich bei den Verkehrs-, Arbeits- und Privatunfällen gelegentlich in den Korrelationstabellen Tendenzen gezeigt, die sich jedoch statistisch nicht absichern ließen (s. Tabellen 9–12). Aus der Art des Unfalles lassen sich daher keine Rückschlüsse ziehen, die Hinweise auf den chronischen Verlauf der posttraumatischen Osteomyelitis geben.

Faßt man die Gegenüberstellung der *Art der Fraktur* mit verschiedenen klinischen, pathologisch-anatomischen und bakteriologischen Parametern zusammen (s. Tabellen 13—16), so ergibt sich im Hinblick auf die Frage, ob sich mit statistischen Mitteln ein Beitrag zum langwierigen Verlauf der Osteomyelitis beibringen läßt, folgendes:

Offene Frakturen gehen etwas gehäuft mit kürzerer Manifestationszeit einher (Tabelle 13). Ein gehäuftes Vorkommen der verschiedenen histologischen Formen bei geschlossener oder offener Fraktur fand sich jedoch nicht (s. Tabelle 14). Auch dann ließ sich keine eindeutige Tendenz erkennen, wenn bei der geschlossenen und offenen Fraktur getrennt die Manifestationszeit dem histologischen Typ gegenübergestellt wurden (s. Tabellen 15 und 16).

Offene Frakturen sind etwas vermehrt durch einen günstigen histologischen Heilverlauf gekennzeichnet, während primär geschlossene Frakturen überwiegend eine entgegengesetzte Tendenz aufweisen (s. Tabelle 17).

Korreliert man die *Manifestationszeit* des gesamten Untersuchungsgutes — also ohne Rücksicht auf die Art der Fraktur — mit dem Ergebnis der histologischen Erstuntersuchung, den bakteriologischen Befunden sowie den histologischen Verlaufsbeobachtungen, so zeigt sich folgendes (Tabelle 18—21): Setzt man die Manifestationszeit mit dem histologischen Typ der chronischen Osteomyelitis bei der *ersten* Untersuchung in Beziehung (Tabelle 18), so weichen die Beobachtungen von den erwarteten Werten nicht nennenswert ab. Selektioniert man das Gesamtkollektiv und berücksichtigt z. B. lediglich die Lokalisation in der Tibia, so zeigt sich insofern eine Tendenz, als die chronisch-aggressive Osteomyelitis hier häufiger bei kurzer, seltener bei längerer Manifestationszeit beobachtet wird. Umgekehrt verhält sich z. T. die chronisch-narbige Osteomyelitis (Tabelle 19). Auch bei früheren Untersuchungen wurde das Patientenkollektiv vorselektioniert und zwar bezüglich einer streng einheitlichen Behandlung [18]. In diesem ebenfalls ausgewählten Kollektiv zeigte sich ein Zusammenhang zwischen dem histologischen Typ bei der Erstuntersuchung und der Manifestationszeit der posttraumatischen Knocheninfektion, der sich in diesem besonderen Kollektiv auch statistisch hat absichern lassen.

In beiden Untersuchungsreihen, einmal ausgesucht bezüglich der Lokalisation im jetzt vorliegenden Untersuchungsgut, einmal bezüglich der Art der Behandlung bei den früheren Untersuchungen, hat sich also eine z. T. signifikante Beziehung zwischen der Manifestationszeit und dem Ergebnis der ersten histologischen Untersuchung aufdecken lassen, die im unausgewählten Patientenkollektiv verborgen blieb.

Demgegenüber bleibt die Tatsache ungeklärt, warum in 2 weiteren Untersuchungsreihen, die hinsichtlich der Art der Fraktur ausgewählt waren (offene und geschlossene Knochenbrüche), sich keine signifikante Beziehung zwischen der Manifestationszeit und dem histologischen Typ bei der Erstuntersuchung erkennen ließ (Tabelle 15 und 16). Zwar hat sich eine Beziehung zwischen dem bakteriologischen Befund und der Dauer der Manifestationszeit statistisch absichern lassen (Tabelle 20), der Befund darf aber wegen der Heterogenität einzelner Gruppen und wegen der Tatsache, daß es sich zwar um die ersten aus den Krankengeschichten bekannten, häufig aber nicht die tatsächlich ersten angesiedelten Erreger handelt, nicht überbewertet werden.

Eine Korrelation zwischen Manifestationszeit und histologischem Verlauf hat sich nicht gezeigt (Tabelle 21). Im Hinblick auf die Frage, ob sich aus der Dauer der Manifestationszeit Rückschlüsse auf die Prognose der posttraumatischen Osteomyelitis ziehen lassen, besagen unsere Untersuchungen: Wohl entwickelt sich bei kurzer Manifestationszeit im ausgewählten Kollektiv häufiger eine chronisch-aggressive Osteomyelitis bei der feingeweblichen

Erstuntersuchung, seltener eine weniger aktive Form der Knocheninfektion. Hinweise auf den histologischen und auch klinischen *Verlauf* erlauben unsere Untersuchungen jedoch nicht.

Prüft man, wie häufig bei den verschiedenen *histologischen Typen* der chronischen Osteomyelitis welche Erreger isoliert werden, so hat sich gezeigt, daß grundsätzlich jeder Keim bei jeder verschiedenen histologischen Form der Knochenentzündung isoliert werden kann [18] (Tabelle 22). Darüber hinaus fand sich ein etwas gehäuftes, jedoch nicht signifikantes Vorkommen von Staphylococcus aureus und von Mischinfektionen (die häufig Staphylococcus aureus enthalten) bei chronisch-aggressiver Osteomyelitis.

Bei der bekannten Virulenz von Staphylococcus aureus [29] mit seinen zahlreichen, z. T. zytotoxischen Toxinen [169] ist es wohl diese Virulenz, die für das gehäufte Auftreten und auch das gleichsinnige Verhalten von Staphylococcus aureus und chronisch-aggressiver Osteomyelitis mit kürzerer Manifestationszeit verantwortlich ist. Dem würde entsprechen, daß sich auch bei günstigem histologischem Heilverlauf etwas weniger Fälle mit Staphylococcus aureus finden als erwartet (Tabelle 23). Greift man die Infektionen mit Staphylococcus aureus heraus, ordnet sie nach ihrem Resistenzverhalten in „Hospitalkeime" [86, 127, 136, 193] und in „Wildkeime" und überprüft bei beiden Gruppen die Häufigkeit der verschiedenen histologischen Formen, so ergibt sich auch hier kein Zusammenhang zwischen den beiden untersuchten Parametern. Allerdings hat sich sowohl bei der einmaligen histologischen Erstuntersuchung als auch bei den mehrfachen Verlaufsuntersuchungen eine Beziehung zu „sterilen" Abstrichen gezeigt, d. h. ein „steriler" Abstrich zu Beginn, besonders aber bei mehrfachen Kontrollen darf als prognostisch gutes Kriterium gewertet werden (Tabelle 22 und 23).

Schließlich hat sich bei den früheren Untersuchungen gezeigt, daß der Heilverlauf durch eine lange Dauer der Osteomyelitis *vor* Beginn der Behandlung ungünstig beeinflußt wird [12].

9.4 Morphologische und angiologische Untersuchungen

Unter den *morphologischen* Befunden ist die Bedeutung der osteomyelitischen Höhlen für den langwierigen Verlauf der hämatogenen Osteomyelitis seit langem bekannt [50, 100, 102]. Besonders Lauche [100] betont im Zusammenhang mit der hämatogenen Knocheninfektion, daß diese Höhlen oft zahlreich sind und weist auf die Unmöglichkeit hin, diese Höhlen insgesamt operativ entfernen zu können. Auch bei der posttraumatischen Osteomyelitis sind diese Höhlen ein charakteristischer Befund, dessen Bedeutung für den langwierigen Verlauf der chronischen Knocheninfektion unumstritten ist [16].

Die Beseitigung der osteomyelitischen Höhlen steht deshalb auch bei der posttraumatischen Knocheninfektion im Vordergrund der therapeutischen Bemühungen [29, 79, 133]. Neue osteomyelitische Rezidive werden hier insofern begünstigt, als die osteomyelitischen Höhlen wegen des z. T. sklerosierten starren Knochengewebes nicht kollabieren können, auch wenn sich ihr Inhalt, nekrotisches Knochen- und Granulationsgewebe, entleert hat. So bilden sie eine ideale Brutstätte für überlebende Keime [133, 139]. In der Wand der osteomyelitischen Höhle oder im angrenzenden Narbengewebe sind bei hämatogener und auch bei posttraumatischer Osteomyelitis seit langem größere und kleinere Abszesse bekannt. Je nach dem Alter dieser Abszesse sind diese von einer unterschiedlich faserreichen und wechselnd dicken Abszeßmembran umgeben [100, 102]. Aus häufig unerklärlichen Gründen können von diesen Abszessen neue Rezidive der Osteomyelitis ausgehen [16, 100, 102]. Das Auftreten eines neuen entzündlichen Schubes der Knocheninfektion wird dadurch begünstigt, daß diese osteomyelitischen Höhlen häufig kleinere oder größere Knochensequester enthalten [17, 50, 100, 102]. Diese kleinen Knochensequester lassen immer wieder histologisch Bakterienkolonien erkennen, wie sie auch Orsos [126] und Lennert [102] gefunden haben. Auch Lauche [100] vermutet, daß diese in den Sequestern liegenden Bakterienkolonien für das Wiederaufflackern der Osteomyelitis verantwortlich sind. Andere Autoren konnten keine Bakterien nachweisen [46].

Unter den Bakterien, die aus osteomyelitischen Herden isoliert werden können, wird am häufigsten Staphylococcus aureus gefunden (s. 8.1.1, S. 71 f.). Von diesem Erreger ist bekannt, daß er sich abkapseln kann [53, 93]. Bei einer Beeinträchtigung der örtlichen oder allgemeinen Resistenzlage des Organismus können diese Bakterien wieder „auskeimen" und zum Wiederaufflackern der Knocheninfektion führen [139]. Zahlenmäßige Angaben über die Häufigkeit dieser Bakterienkolonien im histologischen Untersuchungsgut sind schwierig, weil nach Entkalkung des Knochengewebes die Bakterien sich schwerer nachweisen lassen. Systematische Untersuchungen zahlreicher vollständiger, nicht entkalkter Knochensequester sind in Angriff genommen, das Ergebnis liegt noch nicht vor.

Was die Häufigkeit der kleinen Abszesse im Narbengewebe osteomyelitischer Herde betrifft, so sind auch hier exakte Zahlenangaben nur schwer möglich. Die systematische Untersuchung von 1500 bioptischen Gewebsproben, besonders aber von 66 Amputationspräparaten, hat jedoch gezeigt, daß diese Abszesse mitunter auch mehrfach in einem Amputationspräparat beobachtet werden können.

Im Rahmen der morphologischen Untersuchungen wurde die Bedeutung von *Komplikationen* der chronischen Knocheninfektion für den langwierigen Verlauf der Osteomyelitis herausgestellt. In diesem Zusammenhang sind besonders die Refraktur, die Pseudarthrose und gut- und bösartige Hautveränderungen bei chronischer Knocheninfektion zu nennen.

Was die *Refraktur* betrifft, so ist klinisch seit langem bekannt, daß von ihr Rezidive der Entzündung ausgehen können [165]. Dabei wird das Angehen der Entzündung durch kleine Nekrosen an den frischen Frakturenden begünstigt [99].

Im übrigen ist darauf hinzuweisen, daß das Auftreten von Refrakturen, die u. U. zu einem erneuten osteomyelitischen Schub führen, nicht nur durch die entzündlich bedingte Spongiosierung der Kompakta begünstigt wird (s. 5.2.1) [99]. Eine erneute Fraktur wird außerdem durch die Auflockerung der Kompakta bei der Druckplattenosteosynthese [39] sowie alters- und durchblutungsstörungsbedingte Umbauvorgänge, besonders mit Verschmälerung der Kompakta, gefördert (s. 9.1).

Bei der infizierten *Pseudarthrose* sind es mehrere Faktoren, die den chronischen Verlauf der Osteomyelitis begünstigen. Hier wird die chronische Infektion von dicht entzündlich infiltriertem Granulationsgewebe des Pseudarthrosenspaltes, besonders aber auch vom nekrotischen Knochengewebe der beiden Frakturenden unterhalten. Auch können kleine Abszesse im Knochen- und Weichteilgewebe im Bereich des Falschgelenkspaltes zum Ausgangspunkt neuer Rezidive werden. Experimentell haben Rittmann u. Perren [146] sowie Friedrich [51] gezeigt, daß die chronische posttraumatische Osteomyelitis durch eine Instabilität der Frakturenden in ihrem langwierigen Verlauf begünstigt wird, wobei im Spannungsfeld von Stabilität und Instabilität die Knochenheilung in umgekehrtem Verhältnis zur posttraumatischen Osteomyelitis steht [51]. Klinisch-therapeutisch hat dabei die Erreichung der Stabilität Vorrang [78], wobei im Sinne eines Kompromisses Anteile der nekrotischen Kompakta als Leitschiene zunächst belassen werden [81, 82].

Was das *osteomyelitische Narbenkarzinom* betrifft, so ist bekannt, daß eine Reaktivierung des entzündlichen Geschehens, die mit einer vermehrten Sekretion, Abgang von Blut und nekrotischem Gewebe einhergeht, den Verdacht eines Narbenkarzinoms nahe legen sollte [165]. Die z. T. fortgeschrittenen Osteolysen sind das pathologisch-anatomische Äquivalent der klinisch-röntgenologisch häufig ausgeprägten Rarefizierungen [29, 130].

Schließlich sind es einzelne *Sonderformen* der chronischen posttraumatischen Osteomyelitis, die für den langwierigen Verlauf der chronischen Knocheninfektion Bedeutung erlangen können.

Unsere Untersuchungen haben gezeigt, daß die *Bohrkanalosteomyelitis* und die *Amputationsstumpfosteomyelitis* für das Wiederaufflackern der chronischen Knocheninfektion gelegentlich eine Rolle spielen können. Diese Sonderformen sind klinisch bekannt und als Ursache der Chronizität der Osteomyelitis gefürchtet [29, 134].

Versucht man, die für die Chronizität der Knocheninfektion mitverantwortlichen morphologischen Befunde bestimmten *histologischen Formen* der Osteomyelitis zuzuordnen, so ergibt sich folgendes: Bei der chronisch-aggressiven Knocheninfektion sind es die entzündlichen Hohlräume, die Knochennekrosen bzw. Sequester und die kleinen, häufig narbig abgeriegelten Abszesse, die Ursache der zahlreichen Rezidive sein können. Bei der chronisch-persistierenden bzw. narbigen Osteomyelitis sind besonders die kleinen Abszesse mit oder ohne Knochensequester für den chronischen Verlauf der Knocheninfektion verantwortlich.

Bei den *angiologischen* Untersuchungen hat sich gezeigt, daß in Erweiterung zu früheren Befunden [14, 16, 93] bei den Durchblutungsstörungen im Rahmen von chronischer posttraumatischer Osteomyelitis nicht nur nach dem histologischen Typ der chronischen Knocheninfektion, sondern auch nach dem Kaliber der mit in den Entzündungsprozeß einbezogenen Arterien unterschieden werden muß.

Nach unseren Untersuchungen kann es in seltenen Fällen durch Übergreifen eines Herdes mit chronisch-aggressiver Osteomyelitis auf *größere* Arterien zu einer sekundären Arteriitis mit nachfolgender Thrombose kommen, an die sich nicht mehr kompensierbare Durchblutungsstörungen anschließen können, wenn nicht — wie im Bereich des Fußes — Kollateralen zur Verfügung stehen [14, 17, 19].

Diese Durchblutungsstörungen sind bei chronisch-aggressiver Osteomyelitis um so schwerwiegender, als bei dieser lebhaften Entzündung der Verbrauch von Sauerstoff und Glukose erhöht ist [104]. Bei der chronisch-persistierenden bzw. narbigen Knocheninfektion haben wir diese Komplikationen nicht beobachtet, offenbar, weil bei dieser blander verlaufenden Entzündung sich genügend Kollateralen entwickeln können.

Spielt sich die Arteriitis im Bereich *kleinerer* Arterien ab, werden Durchblutungsstörungen, besonders bei chronisch-persistierender bzw. narbiger Knocheninfektion beobachtet. Hier findet sich angiologisch bzw. histologisch schlecht vaskularisiertes Narbengewebe, dessen kleine abgekapselte Abszesse für das Wiederaufflackern der Osteomyelitis verantwortlich sein können. Im Gegensatz dazu zeigte sich bei der chronisch-aggressiven Knocheninfektion eine gute Durchblutung des entzündlichen Herdes.

In der *Literatur* haben wir angiologische Untersuchungen an Amputationspräparaten mit posttraumatischer Osteomyelitis nicht gefunden. Bei klinisch-angiologischen Untersuchungen wird darauf hingewiesen, daß es ein für die chronische Osteomyelitis typisches Gefäßbild nicht gibt [113] und daß das Ausmaß der Durchblutung vom Aktivitätsgrad der Entzündung abhängt [24, 73, 197]. Auch konnte klinisch-angiologisch im Verlauf der chronischen Osteomyelitis eine Rarefizierung des arteriellen Gefäßnetzes dargestellt werden [23,

113]. Lediglich Mucchi et al. [120] haben anhand von Fällen mit überwiegend hämatogener Osteomyelitis ihre klinisch-angiologischen mit histologischen Befunden korreliert. Entsprechend unseren angiologischen Befunden an Amputationspräparaten zeigte sich eine gute Vaskularisierung bei stark aktiver chronischer Osteomyelitis, eine verminderte bei wenig aktiver Knocheninfektion. Auch berichten sie über einen Fall mit teilweisem Verschluß der A. tibialis anterior im Bereich einer großen osteomyelitischen Höhle der Tibia nach Tibiafraktur. Bei der klinischen Untersuchung konnte die Natur des Verschlusses der A. tibialis anterior histologisch nicht abgesichert werden.

Für den langwierigen *Verlauf* der posttraumatischen Osteomyelitis kann die sekundäre Arteriitis u. a. deshalb an Bedeutung gewinnen, weil sie — wenn auch in unterschiedlichem Ausmaß — die Entstehung der Knochennekrosen begünstigen kann. Im Inneren des nekrotischen Knochengewebes können sich Bakterien ungestört vermehren, weil die verschiedenen Antibiotika nicht oder nur ungenügend in die zentralen Anteile des Knochengewebes gelangen können [71, 106, 173, 195]. Dabei konnte gezeigt werden, daß je mehr Nekrosen in einem bestimmten Knochengewebe histologisch vorhanden waren, je niedriger war der Gehalt eines bestimmten Antibiotikums. Knochensequester enthielten kein Antibiotikum [173].

Die Bedeutung der verschiedenen Formen der Knocheninfektion für die *Genese* der Knochennekrosen bei posttraumatischer Osteomyelitis ist unterschiedlich. Bei *akuter* posttraumatischer Knochenentzündung ergab sich aus unseren angiologischen Untersuchungen, daß hier den Knochennekrosen in seltenen Fällen eine sekundäre akute Arteriitis größerer Arterien zugrunde liegt. Auch der Arteriitis einzelner kleiner Arterien kommt als Ursache für die Knocheninfektion bei akuter posttraumatischer Osteomyelitis nur eine untergeordnete Bedeutung zu, da sich im Rahmen der akuten Entzündung zahlreiche kleinere Arterien bzw. Kapillaren neu bilden. In Übereinstimmung mit Hildebrandt [72] gehen die Knochennekrosen bei akuter posttraumatischer Knochenentzündung überwiegend direkt auf das Trauma oder die anschließenden osteosynthetischen Maßnahmen zurück [76, 77], wobei die Entstehung der Nekrosen durch bakterielle Toxine begünstigt wird [169].

Bei der *chronischen* posttraumatischen Osteomyelitis greift in seltenen Fällen die Entzündung auf die Wand größerer Arterien über. Diese sekundäre Arteriitis kann dann zu Nekrosen des Knochen- und Weichteilgewebes führen. Im Gegensatz zur akuten posttraumatischen Knocheninfektion kann bei chronischer Osteomyelitis auch die Arteriitis kleinerer Arterien die Entstehung von Knochennekrosen begünstigen, und zwar dann, wenn es sich um die *chronisch-persistierende* oder *narbige* Osteomyelitis handelt. Das bei diesen Formen der Entzündung beobachtete, unterschiedlich zellreiche, überwiegend faserreiche Narbengewebe, zeigt sowohl histologisch als auch angiologisch eine verminderte Zahl kleinerer Arterien und Kapillaren [27, 36, 94]. Hier sind es die im Narbengewebe eingekapselten kleinen Abszesse — u. U. mit Knochensequestern — die für den chronischen Verlauf der Osteomyelitis verantwortlich sein können.

Die osteomyelitischen Höhlen bei *chronisch-aggressiver* Knocheninfektion sind in der Regel gut durchblutet — wie unsere Untersuchungen ergaben. Seit langem ist jedoch bekannt, daß sich aus solchen Höhlen immer wieder spontan nekrotisches Knochengewebe als Sequester entleert [50, 100, 126]. Was die Genese dieser Sequester angeht, so kommt mit zunehmendem zeitlichem Abstand von dem der Osteomyelitis zugrunde liegenden Trauma die Fraktur selbst als Ursache der Knochennekrose immer weniger in Frage. Die Bedeutung der übrigen Ursachen der Knochennekrosen (postosteosynthetisch, bakteriell-toxisch, anämisch) läßt sich im Einzelfall schwer ermessen, da die genannten Faktoren synergistisch in Richtung auf eine Knochennekrose wirken.

Hinzu kommt, daß andere unfallunabhängige Grunderkrankungen, wie die stenosierende Arteriosklerose, die Wundheilungstendenz allgemein verringern und die Möglichkeit der Nekroseentstehung vergrößern [36]. Schließlich beobachtete Brookes [25], daß bei zunehmenden peripheren Durchblutungsstörungen eine zentripetale Knochenarterialisation an Bedeutung gewinnt. Bei ausgeprägteren Formen der Arteriosklerose müssen sich deshalb osteomyelitische Narben im Weichteilgewebe und in der Zirkumferenz des Röhrenknochens besonders ungünstig auf die Knochendurchblutung auswirken.

Die Vielzahl der im Einzelfall das Krankheitsbild der posttraumatischen Osteomyelitis modifizierenden Faktoren zeigt die Schwierigkeiten, die sich − im Gegensatz zum *Tierexperiment* − bei der histologischen und angiologischen Beurteilung eines menschlichen Amputationspräparates ergeben (s. 9.1). Bei den tierexperimentellen Untersuchungen können nicht nur die Fraktur und die osteosynthetische Therapie standardisiert werden, hier können auch bestimmte Abschnitte des arteriellen Strombettes ausgeschaltet werden, so daß das Verhalten des übrigen arteriellen Gefäßsystems beobachtet werden kann [4, 55, 89, 140, 158, 160, 179]. Schließlich läßt sich auch gezielt eine posttraumatische Osteomyelitis erzeugen [146].

Der Vorteil, menschliche Amputationspräparate zu untersuchen, muß also mit dem Nachteil von wesentlich vielfältigeren und im Einzelfall u. U. schwer zu differenzierenden Befunden erkauft werden. Trotz dieser Schwierigkeiten haben die histologischen und angiologischen Untersuchungen an menschlichen Amputationspräparaten wichtige Aufschlüsse vermittelt, warum die posttraumatische Osteomyelitis im Einzelfall durch einen häufig so ausgeprägt chronischen Verlauf gekennzeichnet ist (s. Kap. 8.2).

10 Zusammenfassung der Ergebnisse

1. Die chronische posttraumatische Osteomyelitis hat aufgrund der Zunahme der Verkehrsunfälle und der osteosynthetischen Maßnahmen zahlenmäßig seit etwa 30 Jahren deutlich an Bedeutung gewonnen. Erstes Ziel der vorliegenden Untersuchungen sollte es deshalb sein, die morphologischen Veränderungen im Zusammenhang mit der chronischen posttraumatischen Knochenentzündung in ihrer mannigfaltigen Variationsbreite darzustellen. Dabei wurde auch dem makroskopischen und mikroskopischen Bild der Sonderformen, der Komplikationen und der therapiebedingten histologischen Veränderungen im Zusammenhang mit der chronischen Knochenentzündung breiter Raum eingeräumt, da — entsprechend der Zunahme der chronischen Osteomyelitis — auch diese Veränderungen klinisch und pathologisch-anatomisch vermehrt zu beobachten sind.
2. Die vor gut 14 Jahren vorgelegte histologische Einteilung der chronischen posttraumatischen Osteomyelitis in chronisch-aggressive, persistierende und vernarbende Osteomyelitis sollte an einem größeren Untersuchungsgut in ihrer praktischen Anwendbarkeit überprüft werden. Dabei hat sich eine gute Übereinstimmung zwischen klinischem Verlauf und histologischem Biopsiebefund gezeigt, besonders auch im Rahmen von vergleichenden klinisch pathologisch-anatomischen zeitlichen Verlaufsbeobachtungen.
Es hat sich jedoch herausgestellt, daß einige Voraussetzungen erfüllt sein müßten, um mögliche Fehlerquellen hierbei weitgehend auszuschließen:
   a) Es müssen mehrere ausreichend große Gewebsproben aus verschiedenen Bereichen eines osteomyelitischen Herdes dem Pathologen zur Verfügung gestellt werden. Darüber hinaus sollte der Pathologe vor der histologischen Beurteilung durch eine Zeichnung oder ein intraoperativ angefertigtes Foto über den makroskopischen Befund des osteomyelitischen Herdes orientiert sein.
   b) Nur kleine Gewebspartikel mit jungem Granulationsgewebe und Granulozyten ohne Knochenpartikel reichen für eine Einordnung in die oben angeführte Klassifizierung nicht aus.
   c) Außerdem muß berücksichtigt werden, daß bei zeitlichen Verlaufsbeobachtungen das histologische Bild gleichsam im Negativen stehen bleiben kann, d. h. daß bei günstigem klinischem Heilverlauf keine weiteren Gewebsproben mehr entnommen werden, so daß die klinisch festgestellte Wendung zum Guten pathologisch-anatomisch nicht mehr nachvollzogen werden kann.
3. Die weiteren Untersuchungen galten der Frage, ob mit Hilfe statistischer Methoden ein Beitrag zur Erklärung der Chronizität der Osteomyelitis geleistet werden kann. Bei den in diesem Zusammenhang durchgeführten statistischen Häufigkeitsuntersuchungen verschiedener pathologisch-anatomischer, klinischer und bakteriologischer Parameter ergab sich folgendes:
   a) Der posttraumtischen Knocheninfektion gehen überwiegend Unfälle im Straßenverkehr und am Arbeitsplatz, seltener häusliche Unfälle voraus.
   b) In einem Untersuchungsgut mit posttraumatischer Knocheninfektion überwiegt der Anteil der offenen Frakturen den bei geschlossener Fraktur mit anschließender Osteosynthese deutlich, d. h. die klinisch so bedeutsame Abnahme des Anteils der geschlos-

senen Frakturen mit posttraumatischer Knocheninfektion hat sich auch weiterhin bestätigt.

c) Die Zahlenangaben zur Manifestationszeit bei der chronischen Osteomyelitis lassen erkennen, daß eine Gefahr besonders in den ersten 6 Wochen nach dem Unfall besteht, danach nimmt die Knocheninfektion zahlenmäßig schnell ab, kann aber in seltenen Fällen auch noch 6—8 Monate nach dem Unfall auftreten.

d) Offene Frakturen gehen etwas gehäuft mit kürzerer Manifestationszeit einher und es läßt sich häufiger eine chronisch-aggressive Form der Osteomyelitis nachweisen. Umgekehrt findet sich häufiger bei den Fällen mit längerer Manifestationszeit das histologische Bild der chronisch-narbigen Osteomyelitis.

e) Die verschiedenen histologischen Erscheinungsformen der chronischen Knocheninfektion können grundsätzlich im Zusammenhang mit jedem Erreger angetroffen werden, d. h. es gibt kein charakteristisches feingewebliches Bild, das z. B. Staphylococcus aureus oder einer Mischinfektion zugeordnet werden könnte.

f) Weiterhin lassen unsere Untersuchungen erkennen, daß bei der Erstinfektion mit Staphylococcus aureus mit einem ungünstigen Heilverlauf der Osteomyelitis gerechnet werden muß, und daß die Knocheninfektion mit Staphylococcus aureus zahlenmäßig etwas vermehrt mit einer Osteomyelitis vom chronisch-aggressiven Typ einhergeht. Dagegen gibt es Hinweise dafür, daß ein günstiger klinischer Verlauf dann erwartet werden kann, wenn das Ergebnis der ersten oder mehrerer bakteriologischer Untersuchungen „steril" war oder blieb.

g) Für die *Klinik* bedeutet dies, daß besonders in den ersten Tagen nach dem Unfall bzw. der Osteosyntheseoperation eine engmaschige Kontrolle der Wundverhältnisse von Bedeutung ist. Weiterhin gestatten sowohl die ersten feingeweblichen als auch die ersten bakteriologischen Befunde gewisse Hinweise auf den Verlauf der Knocheninfektion.

h) Grundsätzlich haben die statistischen Häufigkeitsuntersuchungen gezeigt, daß ihre Aussagemöglichkeiten im Zusammenhang mit der chronischen posttraumatischen Knochenentzündung beschränkt sind. Das hängt damit zusammen, daß es sich bei der chronischen posttraumatischen Osteomyelitis um eine Erkrankung handelt, die von zahlreichen Faktoren in ihrem Schweregrad und Verlauf bestimmt wird. Hier spielen das Lebensalter, die Art des Unfalles und der Fraktur, der Erregertyp und die Behandlung eine große Rolle — um nur die wichtigsten Faktoren zu nennen. Bei der entsprechenden Aufgliederung des Patientenkollektivs werden auf der einen Seite Einzelgruppen zunehmend so klein, daß sich statistische Aussagen verbieten, auf der anderen Seite treten bei zunehmender Aufsplitterung im ausgewählten Kollektiv Tendenzen zutage, die in größeren Gruppen verborgen bleiben. Hier könnten zahlenmäßig noch größere Kollektive sicher weitere Aufschlüsse ergeben.

4. Unter den vielen Faktoren, die für den chronischen Verlauf der Knochenentzündung entscheidend sind, kommt den morphologischen Veränderungen eine besondere Bedeutung zu. Hier hat sich folgendes ergeben:

a) Bei chronisch-narbiger und -persistierender Osteomyelitis sind es die im Narbengewebe eingelassenen Abszesse, die zum Ausgangspunkt von Rezidiven der Osteomyelitis werden können. Bei chronisch-aggressiver Knocheninfektion ist es in der Regel die osteomyelitische Höhle mit den z. T. bakterienbeladenen Sequestern, die für das Wiederaufflackern der Knocheninfektion verantwortlich werden können. Hierdurch kann die Gangart, d. h. die Schnelligkeit der Rezidivfolge entscheidend mitbestimmt werden.

b) Auch in einem anderen Zusammenhang spielen die Knochennekrosen für das Fortbestehen der Osteomyelitis eine große Rolle. Die Ursachen dieser Nekrosen sind mannigfaltig. Sowohl bei akuter wie bei chronischer Osteomyelitis können sie Folge der Osteosynthese sein, bei akuter Knocheninfektion stellt das Trauma mit seiner unmittelbaren Knochenschädigung einen zusätzlichen nekrosebegünstigenden Faktor dar. Außerdem wird die Entstehung der Knochennekrosen durch besonders zytotoxische Bakterien wie Staphylococcus aureus gefördert.

c) Schließlich sind Durchblutungsstörungen für die Chronizität der Osteomyelitis in unterschiedlichem Ausmaß verantwortlich. Bei akuter und chronisch-aggressiver Osteomyelitis sind Durchblutungsstörungen durch eine sekundäre Arteriitis mit parietaler Thrombose größerer Arterien zahlenmäßig von untergeordneter Bedeutung, während Hinweise dafür gefunden wurden, daß bei chronisch-persistierender bzw. narbiger Knocheninfektion die damit verbundene Minderdurchblutung die Entstehung von Knochennekrosen begünstigen kann. Die in früheren Untersuchungen vermutete besondere Bedeutung dieser Durchblutungsstörungen für die Fortentwicklung der chronischen posttraumatischen Osteomyelitis ließ sich damit für diese besonderen histologischen Formen der Knocheninfektion bestätigen.

d) Schließlich zeigte sich bei unseren Untersuchungen, daß Rezidive der Osteomyelitis von Sonderformen, wie der Bohrloch- und Amputationsstumpfosteomyelitis ausgehen können. Bei der Bohrlochosteomyelitis ist es die Verlängerung des Fistelkanalsystems, bei der Amputationsstumpfosteomyelitis der Knochensequester, der für den langwierigen Verlauf der Knochenentzündung verantwortlich sein kann.

Auch Komplikationen sind gelegentlich für das Wiederaufflackern der Osteomyelitis von Bedeutung. So können Rezidive der chronischen Knocheninfektion von einer Refraktur oder einer Pseudarthrose ausgehen, wobei die histologisch nachgewiesenen Knochennekrosen und die im Knochen- und Weichteilgewebe eingeschlossenen kleinen Abszesse einen begünstigenden Faktor darstellen. Nicht ganz selten sind es Hautkomplikationen, wie die gutartige Epidermishyperplasie oder das osteomyelitische („Fistel-") Karzinom, die für die Chronizität der Knochenentzündung verantwortlich sein können bzw. die entscheidende Wende zum Schlechten bedeuten.

5. Unsere morphologischen Untersuchungen an kleinen bioptischen Gewebsproben oder auch an Amputationspräparaten haben aber auch gezeigt, daß es sehr schwierig, ja fast unmöglich sein kann, im *Einzelfall* konkrete Angaben über die Ursache der Knocheninfektion zu machen. Im Gegensatz zum Tierexperiment ist in der Humanpathologie die Zahl der einwirkenden und u. U. bedeutsamen Faktoren häufig zu mannigfaltig. Vor dem Hintergrund des oft jahrelangen Verlaufs der Knocheninfektion müssen deshalb auch bei subtiler pathologisch-anatomischer Untersuchung manche − z. T. sehr wichtige − Fragen offen bleiben.

11 Literatur

1. Adler CP (1983) Knochenkrankheiten. Thieme, Stuttgart New York
2. Albertini A von (1926) Über tumorförmige Osteomyelitis. Verh Dtsch Ges Pathol 21: 131–134
3. Amosov IS, Modjaeva EV (1978) Die Entkalkungsmittel für mikroröntgenographische und histologische Vergleichsuntersuchungen der Knochengefäße. Radiol Diagn 19:179–185
4. Anderson LD (1965) Compression plate fixation and the effect of different types of internal fixation on fracture healing. J Bone Joint Surg [Am] 47:191–208
5. Becker T (1950) Die Drahtosteomyelitis des Fersenbeines. Bruns Beitr Klin Chir 179: 45–52
6. Beddow FH, Weisl H (1961) Skeletal infections as a complication of general surgery. Lancet 281:743–745
7. Benecke G, Ecke H, Bikfalvi A (1964) Histologische Untersuchungen einiger mit Eigenblut-Antibiotika-Plomben behandelter Osteomyelitiden. Bruns Beitr Klin Chir 209:430–443
8. Berg A van de, Dambe LT, Schweiberer L (1974) Angiographische und mikroangiographische Technik an der Tibia des Hundes. In: Loose KE von (Hrsg) Angiographie und ihre Fortschritte. Thieme, Stuttgart, S 277–280
9. Biebl M (1936) Früh- und Spätkomplikationen bei der Drahtextension. Zentralbl Chir 63:2080–2081
10. Bischofsberger C (1957) Die Entzündung des Knochens. In: Hohmann G, Hackenbroch M, Lindemann K (Hrsg) Handbuch der Orthopädie, Bd 1. Thieme, Stuttgart, S 623–635
11. Böhm E (1978) Zusammentreffen von Bronchialcarcinom und Anthrakosilikose der Lungen. Zugleich ein Beitrag zum silikotischen Narbencarcinom der Lunge. Med Klin 73:659–663
12. Böhm E, Hörster HG (1979) Histologische Verlaufsuntersuchungen bei der lokal mit Gentamycin behandelten chronischen Osteomyelitis. Aktuel Probl Chir Ortho 12: 182–186
13. Böhm E, Hörster G (1980) Zur bildlichen Darstellung von Knochen- und Weichteilgewebe. Unfallheilkunde 83:168–170
14. Böhm E, Hörster G (1981) Über die Bedeutung der Durchblutungsstörungen für den Verlauf der chronischen posttraumatischen Osteomyelitis. Verh Dtsch Ges Pathol 65:406
15. Böhm E, Hörster G (1981) Über histologische Verlaufsbeobachtungen mit frischerer posttraumatischer Osteomyelitis und ihre Bedeutung für die Klinik. Zentralbl Chir 106:818
16. Böhm E, Könn G (1976) Zur Morphologie der posttraumatischen Osteomyelitis. Unfallheilkd 79:127–132
17. Böhm E, Oelenberg W (1983) Die Bedeutung von Durchblutungsstörungen für den Verlauf der chronischen posttraumatischen Osteomyelitis. Unfallheilkunde 86:482–488
18. Böhm E, Müller KH, Reissig G, Maas F (1983) Vergleichende morphologische, klinische und bakteriologische Untersuchungen zur chronischen posttraumatischen Osteomyelitis. Unfallheilkunde 86:57–64
19. Böhm E, Hörster G, Oelenberg W (1984) Über die Bedeutung der arteriellen Thrombosen als Komplikation bei frischen Frakturen und posttraumatischer Osteomyelitis. In: Hefte Unfallheilkd, Heft 164. Springer, Berlin Heidelberg New York Tokyo, S 425–429

20. Böhm E, Maas F, Hörster G (1984) Comparative osteological-angiological investigations of non-decalcified bony tissue. Pathol Res Pract 178:420–422
21. Böhm E, Wiebe V, Oelenberg W (1984) Arteriographische Charakteristika seltener Hautkomplikationen der chronischen Osteomyelitis. RÖFO 141:80–83
22. Bolck F, Machnik G (1978) Leber und Gallenwege. In: Doerr W, Seifert G, Uehlinger E (Hrsg) Spez. pathologische Anatomie, Bd 10. Springer, Berlin Heidelberg New York
23. Breit A, Schedel F (1964) Arteriographie bei entzündlichen Knochenerkrankungen. Internist Prax 4:441–447
24. Brondolo W, Frassi GA (1962) La vascolarizzazione dell' osso nella osteomielite sperimentale. Archiv Ortoped 75:1427–1443
25. Brookes M (1960) The vascular reaction of tubular bone to ischaemia in peripheral occlusive vascular disease. J Bone Joint Surg [Br] 42:110–125
26. Brooks GF, White A (1977) Osteomyelitis. In: Hoeprich PD (ed) Infectious diseases. Harper & Row, Hagerstown Maryland New York San Francisco London
27. Büchner F (1966) Allgemeine Pathologie, 5. Aufl. Urban & Schwarzenberg, München Berlin
28. 'gestrichen'
29. Burri C (1979) Die posttraumatische Osteitis, 2. Aufl. Huber, Bern Stuttgart Wien
30. Burri C, Hell K, Ruedi T, Allgöwer M (1970) Primäre und sekundäre Sanierung osteitischer Herde mit autoplastischer Spongiosa. In: Hierholzer G, Rehn J (Hrsg) Die posttraumatische Osteomyelitis. Schattauer, Stuttgart New York, S 117
31. Charney J (1970) Acryl Cement in orthopedic surgery. Livingstone, Edinburg
32. Clemens M, Langhans P, Heger RA, Stellpflug H, Rühland D (1976) Das Bagatelltrauma – Ursache lymphogener Vorfußosteomyelitis. Zentralbl Chir 101:1519–1524
33. Contzen H (1970) Abakterielle Osteitis durch Metallose. In: Hierholzer G, Rehn J (Hrsg) Die posttraumatische Osteomyelitis. Schattauer, Stuttgart New York, S 35–38
34. Contzen H, Strammann F, Paschke E (1967) Grundlagen der Alloplastik mit Metallen und Kunststoffen. Thieme, Stuttgart
35. Cottier H (1961) Strahlenbedingte Lebensverkürzung. Pathologische Anatomie somatischer Spätwirkungen der ionisierenden Ganzkörperbestrahlung in Tierexperimenten. Springer, Berlin Göttingen Heidelberg
36. Cottier H (1980) Pathogenese, Bd 1 u. 2. Ein Handbuch für die ärztliche Fortbildung. Springer, Berlin Heidelberg New York
37. Decker S, Rehn J, Düring M von, Decker B (1976) Morphologisch-experimenteller Beitrag zur Kenntnis der Vorgänge bei der Verpflanzung von autologer Beckenkammspongiosa bei Hunden. Arch Orthop Unfallchir 85:303–317
38. Delling G (1973) Age-related bone changes. Curr Top Pathol 58:117–147
39. Diehl K, Mittelmeier H (1974) Biomechanische Untersuchungen zur Erklärung der Spongiosierung bei der Plattenosteosynthese. Z Orthop 112:235–243
40. Doerr W, Köhn K, Jansen HH (1957) Gestaltswandel klassischer Krankheitsbilder. Springer, Berlin Göttingen Heidelberg
41. Dominok GW (1968) Der altersbedingte Wandel des feingeweblichen Bildes menschlicher Knochen. Ergeb Allg Pathol [Pathol Anat] 49:229–274
42. Ecke H (1967) Neue Wege der quantitativen Bestimmung der ossären Regeneration an Knochentransplantaten. Langenbecks Arch Klin Chir 319:448–450
43. Eitel F, Dambe LT, Klapp F, Schweiberer L (1974) Experimentelle Pseudarthrosen und Revascularisierung instabiler Diaphysen. Aktuel Traumatol 4:175–190
44. Eitel F, Klapp F, Dambe LT, Schweiberer L (1976) Revascularisierung hypertrophischer Pseudarthrosen nach Druckplattenosteosynthese. Langenbecks Arch Chir [Suppl] Springer, Berlin Heidelberg New York, S 299–302
45. Eitel F, Seiler H, Schweiberer L (1981) Vergleichende morphologische Untersuchungen zur Übertragbarkeit tierexperimenteller Ergebnisse auf den Regenerationsprozeß des menschlichen Röhrenknochens. I. Untersuchungsmethoden. Unfallheilkunde 84:250–254
46. Endler F, Czitober H (1967) Zur Therapie und Pathologie der Osteomyelitis. Beitr Orthop Traumatol 14:69–78

47. Faller A (1948) Die Entwicklung der makroskopisch-anatomischen Präparierkunst von Galen bis zur Neuzeit. Karger, Basel
48. Fitzgerald RH (1983) Experimental osteomyelitis: Description of a canine model and the pole of depot administration of antibiotics in the prevention and treatment of sepsis. J Bone Joint Surg [Am] 65:371–380
49. Franz C (1942) Lehrbuch der Kriegschirurgie, 3. Aufl. Springer, Berlin
50. Freund E (1932) Über Osteomyelitis und Gelenkeiterung. Virchows Arch 283:325–353
51. Friedrich B (1975) Biomechanische Stabilität und posttraumatische Osteitis. In: Hefte Unfallheilkd, Heft 122. Springer, Berlin Heidelberg New York
52. Friedrich B, Ferbert WN, Kaufner HK, Lin D (1974) Zur Ätiologie der posttraumatischen Osteomyelitis. Monatsschr Unfallheilkd 77:29–35
53. Garre C, Stich R, Bauer KH (1949) Lehrbuch der Chirurgie, 14. u. 15. Aufl. Springer, Berlin Göttingen Heidelberg
54. Gerszten E, Allison MJ, Dalton HP (1970) An epidemiologic study of 100 consecutive cases of osteomyelitis. South Med J 63:365
55. Göthmann L (1961) Vascular reactions in experimental fractures. Acta Chir Scand [Suppl] 284:1–34
56. Gottron HA (1932) Ausgedehnte ziemlich symmetrisch angeordnete Papillomatosis beider Unterschenkel. Dermatol Z 63:409
57. Groote J de, Desmet V, Gedigk P et al. (1968) Systematik der chronischen Hepatitis. Dtsch Med Wochenschr 93:2101–2102
58. Gruber GB (1938) Erkrankungen des Knochensystems. In: Kaufmann E (Hrsg) Lehrbuch der speziellen pathologischen Anatomie, 9. u. 10. Aufl. Bd 2/1. de Gruyter, Berlin
59. Grundmann G (1953) Experimentelle Untersuchungen zur Pathogenese der Osteomyelitis. Langenbecks Arch Chir 277:117–142
60. Ham AW, Harris WR (1971) Repair and transplantation of bone. In: Bourne GM (ed) The biochemistry and physiology of bone, vol 3, 2nd edn. Academic Press, New York London, pp 337–399
61. Haslhofer L (1972) Kreislaufstörungen des Knochens. In: Staemmler M (Hrsg) Lehrbuch der speziellen pathologischen Anatomie, Bd 2/4, 11. u. 12. Aufl. de Gruyter, Berlin New York, S 2649–2660
62. Hecker WC, Schuster H, Buchholz R (1969) Analyse und Behandlungsergebnisse bei 329 Fällen von akuter und chronischer hämatogener Osteomyelitis im Kindesalter aus der Vorantibiotika- und Antibiotikaära. Z Kinderchir 7:534–554
63. Hejna WF (1965) Squamons-cell carcinoma developing in the chronic draining sinuses of osteomyelitis. Cancer 18:128–132
64. Hellner H (1954) Die haematogene Osteomyelitis und ihre Behandlung. Enke, Stuttgart
65. Heymer B (1979) Ätiologie, Prophylaxe und Therapie der kriegsbedingten posttraumatischen Osteomyelitis. In: Forschungsbericht aus der Wehrmedizin. Dokumentationszentrum der Bundeswehr, Bonn
66. Hierholzer G (1967) Klinisch-experimentelle Untersuchungen zum Problem der chronisch-chirurgischen Infektion. Unfallheilkunde 91:318–319
67. Hierholzer G (1970) Indikation und Methodik der Spalthautverpflanzung nach knöcherner Ausmuldung. In: Hierholzer G, Rehn J (Hrsg) Die posttraumatische Osteomyelitis. Schattauer, Stuttgart New York, S 141–146
68. Hierholzer G (1970) Morphologische und klinische Abgrenzung der posttraumatischen Osteomyelitis gegenüber anderen Formen der Knocheninfektion. In: Hierholzer G, Rehn J (Hrsg) Die posttraumatische Osteomyelitis. Schattauer, Stuttgart New York, S 65–69
69. Hierholzer G (1973) Pathogenese der posttraumatischen Osteomyelitis. Langenbecks Arch Chir 334:511–514
70. Hierholzer G, Rehn J, Koch F, Gatos M (1967) Untersuchungen zur chronischen posttraumatischen Osteomyelitis I. Beeinflussung des Keimwachstums im chronisch-entzündeten Knochengewebe durch Antibiotika. Bruns Beitr Klin Chir 215:376–383

71. Hierholzer G, Linzenmeier G, Kleining R, Hörster G (1974) Vergleichende Untersuchungen über die Konzentration von Cephacetril und Cephalotin im normalen und chronisch entzündeten Knochengewebe. Arzneimittelforsch 24:1501
72. Hildebrandt G (1979) Die Bedeutung der periossären und intramedullären Durchblutung für die Entstehung der posttraumatischen Osteomyelitis und für die Wahl des Osteosyntheseverfahrens. Beitr Orthop Traumatol 26:181–199
73. Hipp E (1965) Zur Differentialdiagnose der Osteomyelitis unter besonderer Berücksichtigung der diagnostischen Bedeutung der Angiographie. Verh Dtsch Ges Orthop Beil Z Orthop 100:96–101
74. Holland G, Mohri N (1972) Zur Pathogenese der akuten hämatogenen Osteomyelitis. Z Orthop 110:629–637
75. Hornstein OP, Weidner F (1979) Tumoren der Haut. In: Doerr W, Seifert G, Uehlinger E (Hrsg) Spezielle pathologische Anatomie, Bd 7/2. Springer, Berlin Heidelberg New York
76. Hörster G, Böhm E (1981) Die Bedeutung der Frührevision in der Behandlung von Wundheilungsstörungen nach Osteosynthesen. In: Hefte Unfallheilkd, Heft 153. Springer, Berlin Heidelberg New York, S 261–266
77. Hörster G, Böhm E (1981) Corticale Durchblutungsstörungen nach Fraktur und Osteosynthese. In: Hefte Unfallheilkd, Heft 153. Springer, Berlin Heidelberg New York, S 17–24
78. Hörster G, Böhm E (1982) Biologie der infizierten Schaftpseudarthrosen unter besonderer Berücksichtigung der Mikrozirkulation. Z Orthop 120:527–528
79. Hörster G, Hierholzer G (1980) Die posttraumatische Osteomyelitis. In: Kuhlencordt F, Bartelheimer H (Hrsg) Klinische Osteologie. Springer, Berlin Heidelberg New York (Handbuch der inneren Medizin, Bd 6/1)
80. Hörster G, Böhm E, Ludolph E (1981) Die Gefahren für das Implantatlager nach Plattenosteosynthese des Röhrenknochens im septischen Milieu. In: Cotta H, Martini AK (Hrsg) Implantate und Transplantate in der plastischen und Wiederherstellungschirurgie. Berichte der Deutschen Gesellschaft für Plastische und Wiederherstellungschirurgie. Springer, Berlin Heidelberg New York, S 218–224
81. Hörster G, Hierholzer G, Böhm E (1982) Taktik des operativen Vorgehens bei infizierten Schaftpseudarthrosen im Bereich verschiedener Skelettabschnitte. Z Orthop 120:580–583
82. Hörster G, Hierholzer G, Böhm E (1983) Morphologische und klinische Aspekte der Behandlung infizierter Schaftpseudarthrosen. Z Orthop 121:128–136
83. Jaffe HL (1972) Metabolic, degenerative and inflammatory diseases of bones and joints. Urban & Schwarzenberg, München Berlin Wien
84. Jaffe HL, Pomeranz MM (1934) Changes in the bones of extremities amputated because of arterio-vascular disease. Arch Surg 29:566–588
85. Judet R, Judet␣J, Roy' Camille R (1958) La vascularisation des pseudarthroses des os longs d'après une étude clinique et experimentale. Rev. Chir Orthop 44:5
86. Kayser FH (1975) Methicillin – Resistant staphylococci 1965–1975. Lancet 650:1–8
87. Kelly PJ, Peterson LFA, Janes JM (1959) A method of using sections of bone prepared for microangiography for subsequent histology study. Proc Staff Meet Mayo Rochester 34:274–283
88. King DM, Mayo KM (1969) Subacute haematogenous osteomyelitis. J Bone Joint Surg [Br] 51:458–463
89. Klapp F, Eitel F, Dambe LT, Schweiberer L (1976) Devaskularisation devitalisierter Corticalissegmente unter stabilisierenden Cerclagen. Langenbecks Arch Chir [Suppl] Springer, Berlin Heidelberg New York, S 303–306
90. Klemm K (1976) Die Behandlung chronischer Knocheninfektionen mit Gentamycin-PMMA-Ketten und -Kugeln. Unfallchirurgie (Sonderheft) 20–25
91. Klemm K, Junghanns H (1976) Behandlungs- und Folgekosten bei posttraumatischer Osteomyelitis des Ober- und Unterschenkels. Berufsgenossenschaft 6:3–7

92. Könn G (1956) Wandlungen des morphologischen Bildes der menschlichen Tuberkulose unter der Chemotherapie. Ergeb Ges Tuberkuloseforsch 8:1–55
93. Könn G, Böhm E (1974) Pathologische Anatomie. In: Plaue R (Hrsg) Die Behandlung der sekundär-chronischen Osteomyelitis. Enke, Stuttgart, S 7–18
94. Könn G, Postberg B (1970) Zur Abgrenzung der posttraumatischen Osteomyelitis gegenüber anderen Knocheninfektionen vom Standpunkt des Pathologen. In: Hierholzer G, Rehn J (Hrsg) Die posttraumatische Osteomyelitis. Schattauer, Stuttgart New York, S 3–10
95. Koschmieder R, Ritzerfeld W, Homeyer L (1975) Gentamycinzusatz zum Polymethylmetacrylat zur Behandlung von Knocheninfekten. Z Orthop 113:147–149
96. Kreuscher PH, Hueper WC (1930) The histology of the postoperative healing process in chronic osteomyelitis and its prognostication from biopsy sections. J Bone Joint Surg 28:541–547
97. Kuner E, Khosrow HH, Weyand F (1971) Das Osteomyelitisproblem im Wandel der Prophylaxe und Therapie. Bruns Beitr Klin Chir 219/1:46–55
98. Lang FJ, Thurner J (1972) Erkrankungen der Gelenke. In: Kaufmann E, Staemmler M (Hrsg) Lehrbuch der speziellen pathologischen Anatomie, Bd 2/4, 11. u. 12. Aufl. de Gruyter, Berlin New York
99. Lauche A (1937) Die Zusammenhangstrennungen der Knochen, die Knochenbrüche, die Bruchheilung und ihre Störungen. In: Lubarsch O, Henke F (Hrsg) Bewegungsapparat. Knochen und Gelenke. Springer, Berlin (Handbuch der speziellen pathologischen Anatomie und Histologie, Bd 9/3)
100. Lauche A (1939) Die unspezifische Entzündung des Knochens. In: Henke F, Lubarsch O (Hrsg) Bewegungsapparat. Spezielle Pathologie des Skeletts und seiner Teile: Unspezifische Entzündungen. Springer, Berlin (Handbuch der speziellen pathologischen Anatomie und Histologie, Bd 9/4)
101. Laurence G (1963) Anatomie pathologique de l'ostéomyélite aigue. Rev Pathol 13:818–828
102. Lennert K (1965) Pathologische Anatomie der Osteomyelitis. Verh Dtsch Orthop Ges 51:27–64
103. Letterer E (1959) Allgemeine Pathologie. Thieme, Stuttgart
104. Lindner J (1972) Die posttraumatische Entzündung und Wundheilung. In: Gohrbandt E, Gabka J, Berndorfer A (Hrsg) Handbuch der plastischen Chirurgie, Bd 1/1. de Gruyter, Berlin New York, S 1–153
105. Linzenmeier G (1970) Bakteriologische Probleme der posttraumatischen Osteomyelitis. In. Hierholzer G, Rehn J (Hrsg) Die posttraumatische Osteomyelitis. Schattauer, Stuttgart New York, S 215–221
106. Linzenmeier G, Schäfer P, Volk H, Gatos M (1968) Bestimmung der Konzentration von Lincomycin im chronisch entzündeten Knochen- und Weichteilgewebe des Menschen. Arzneimittelforsch 18:204–207
107. Lob G (1975) Osteomyelitis. Fortschr Med 93:1775–1780
108. Lob G (1980) Chronische posttraumatische Osteomyelitis. Springer, Berlin Heidelberg New York (Hefte zur Unfallheilkunde, Bd. 145)
109. Look P, Kleinau W, Henze E (1977) Das Fistelcarcinom auf dem Boden der chronischen Osteomyelitis. Zentralbl Chir 102:998–1005
110. Lüdeke H, Schweiberer L (1970) Entzündliche Erkrankungen des Knochens und der Gelenke. Chirurg 41:204–209
111. Maatz R (1983) Zur Infektionshäufigkeit nach gedeckter oder offener Nagelung geschlossener Frakturen. Aktuel Traumatol 13:175–180
112. Matti H (1932) Über freie Transplantation von Knochenspongiosa. Langenbecks Arch Klin Chir 168:236–258
113. Maurer HJ, Scheibe G (1965) Arteriographische Untersuchungen bei chronischer Osteomyelitis. RÖFO 103:697–703
114. Mayer JB (1962) Die Osteomyelitis im Säuglings- und Kindesalter. Monatsschr Kinderheilkd 110:229–235

115. McAnally AK, Docherty MB (1949) Carcinoma developing in chronic draining cutaneous sinuses and fistulas. Surg Gynecol Obstet 88:87–96
116. Metraux P (1929) Rückbildungsvorgänge bei menschlicher Amyloidose. Z Pathol 37:279
117. Mittelmeier H (1970) Zur Entstehung und Bedeutung der exogenen Osteomyelitis. In: Hierholzer G, Rehn J (Hrsg) Die posttraumatische Osteomyelitis. Schattauer, Stuttgart New York, S 11–20
118. Mohr W (1984) Infektiöse Arthritis. In: Doerr W, Seifert G (Hrsg) Pathologie der Gelenke und Weichteiltumoren. Spezielle pathologische Anatomie, Bd 18/1. Springer, Berlin Heidelberg New York Tokyo
119. Morgenroth K, Schröder C, Themann H (1970) Doppelfärbung von Semidünnschnitten mit basischen Farbstoffen. Mikroskopie 26:260–263
120. Mucchi L, Goidanich IF, Zanoli S (1966) Angiographie in der Knochenpathologie. Thieme, Stuttgart
121. Müller J, Schenk R (1973) Experimentelle Untersuchungen über die Heilungsvorgänge bei Pseudarthrose. Helv Chir Acta 40:253–257
122. Müller KH (1978) Der Stellenwert des Röntgenbildes bei der posttraumatischen Osteomyelitis. Unfallheilkunde 81:129–140
123. Müller KH (1981) Exogene Osteomyelitis von Becken und unteren Gliedmaßen. Springer, Berlin Heidelberg New York
124. Müller KH, Biebrach M (1979) Die lokale Antibiotikatherapie von Knochen- und Weichteilinfektionen mit Gentamycin-Kunststoffketten – Ergebnisse und Erfahrungen am „Bergmannsheil" in Bochum. Aktuel Probl Chir Orthop 12:133–152
125. Müller ME (1962) Die Verwendung von Kunstharzen in der Knochenchirurgie. Arch Orthop Unfallchir 54:513–522
126. Orsos F (1926) Über die Histologie der Osteomyelitis infectiosa. Verh Dtsch Ges Pathol 21:110–131
127. Otaya H, Machihara S (1972) Studies on the drug resistance of staphylococci and escherichia coli against antibiotics. J Antibiot (Tokyo) 26:84–93
128. Pesch HJ, Henschke F, Seibold H (1977) Einfluß von Mechanik und Alter auf den Spongiosaumbau in Lendenwirbelkörpern und im Schenkelhals. Virchows Arch [A] 377:27–42
129. Petzel J, Morgenroth K, Fischer C, Käsmacher K (1980) Erfahrungen mit der Epoxidharzeinbettung zahntragender Knochen für vergleichende licht- und rasterelektronenmikroskopische Untersuchungen. Leitz Mitt Wiss Techn [Suppl] 1/6:202–206
130. Plaue R (1970) Maligne Entartung bei osteomyelitischen Fisteln. Aktuel Chir 3:155–160
131. Plaue R (1970) Über die Beziehung zwischen Ursachen und Morphologie der exogenen Osteomyelitis. In: Hierholzer G, Rehn J (Hrsg) Die posttraumatische Osteomyelitis. Schattauer, Stuttgart New York, S 25–30
132. Plaue R (Hrsg) (1974) Einleitung zu: Die Behandlung der sekundär-chronischen Osteomyelitis. Enke, Stuttgart, S 1–4
133. Plaue R (1974) Herdausräumung. In: Plaue R (Hrsg) Die Behandlung der sekundärchronischen Osteomyelitis. Enke, Stuttgart, S 100–110
134. Popkirov S (1971) Die Behandlung der haematogenen und der posttraumatischen Osteomyelitis. VEB Verlag Volk und Gesundheit, Berlin
135. Probst J (1977) Häufigkeit der Osteomyelitis nach Osteosynthesen. Chirurg 48:6–11
136. Pulverer G (1973) Trends of antibiotic resistance of staphylococcus aureus in Germany. Contrib Microbiol Immunol 1:603–613
137. Rehn J, Müller KH (1978) Posttraumatische Osteomyelitis des Unterarmes. Unfallheilkunde 81:353–367
138. Rehn J, Schramm W (1970) Tierexperimentelle Untersuchungen über das Verhalten von autologer Spongiosa- und Corticalis-Transplantaten im Weichteillager mit Hilfe der Tetracyclinmarkierung. Arch Orthop Unfallchir 68:185–196
139. Reploh H (1965) Die Osteomyelitis aus der Sicht des Bakteriologen. Verh Dtsch Orthop Ges 51:65–76

140. Rhinelander FW (1968) The normal microcirculation of diaphyseal cortex and its response to fracture. J Bone Joint Surg [Am] 50:784–800
141. Rhinelander FW, Baragry RA (1962) Microangiography in bone healing. J Bone Joint Surg [Am] 44:1273–1298
142. Richter E (1968) Die chronische haematogene und exogene Osteomyelitis, II. Bruns Beitr Klin Chir 216:713–729
143. Ring J, Seifert J, Patzelt U, Lob G, Probst J, Brendel W (1976) Beurteilung von Schweregrad und Verlauf der chronischen posttraumatischen Osteomyelitis. Arch Orthop Unfallchir 85:241–249
144. Ring J, Seifert J, Thiel D van, Lob G, Probst J (1976) Chronische posttraumatische Osteomyelitis, I. Fortschr Med 94:3–6
145. Rittmann WW, Matter P (1977) Die offene Fraktur. Huber, Bern Stuttgart Wien
146. Rittmann WW, Perren SM (1974) Corticale Knochenheilung nach Osteosynthese und Infektion. Springer, Berlin Heidelberg New York
147. Sachs L (1978) Angewandte Statistische Methoden und ihre Anwendung, 5. neu bearb. u. erw. Aufl. Springer, Berlin Heidelberg New York
148. Schauwecker F, Weller S (1970) Ursachen der knöchernen Infektion nach Osteosynthese. In: Hierholzer G, Rehn J (Hrsg) Die posttraumatische Osteomyelitis. Schattauer, Stuttgart New York, S 31–34
149. Schenk R, Willenegger H (1963) Zum histologischen Bild der sogenannten Primärheilung der Knochenkompakta nach experimenteller Osteotomie am Hund. Experientia 19:593–595
150. Schenk R, Müller J, Willenegger H (1968) Experimentell-histologischer Beitrag zur Entstehung und Behandlung von Pseudarthrosen. In: Hefte zur Unfallheilkd, Heft 94. Springer, Berlin Heidelberg New York, S 15–24
151. Schenk R, Wannske M, Treutz O, Buchartowski WD, Pohl C, Weiss C (1974) Experimentelle posttraumatische Osteomyelitis beim Schaf. Arch Orthop Unfallchir 78:319–324
152. Schiewe R, Koch W (1967) Zur Malignität des osteomyelitischen Fistelcarcinoms. Arch Geschwulstforsch 29:85–97
153. Schmidt MB (1911) Der Bewegungsapparat. In: Aschoff L (Hrsg) Pathologische Anatomie, 8. Aufl. Fischer, Jena, S 155–229
154. Schoenmackers J (1960) Technik der postmortalen Angiographie mit Berücksichtigung verwandter Methoden postmortaler Gefäßdarstellung. Ergeb Allg Pathol [Pathol Anat] 39:53–151
155. Schramm W (1970) Klinische und tierexperimentelle Untersuchungen über die Transplantation autoplastischer Spongiosa. In: Hefte Unfallheilkd, Heft 104. Springer, Berlin Heidelberg New York
156. Schütz W (1983) Wundheilungsstörung und Osteitis nach Osteosynthesen unter besonderer Berücksichtigung von Risikofaktoren. Unfallheilkunde 86:236–240
157. Schweiberer L (1976) Theoretisch-experimentelle Grundlagen zur autologen Spongiosatransplantation im Infekt. Unfallheilkunde 79:151–155
158. Schweiberer L (1978) Nekrosepseudarthrose. Unfallheilkunde 81:228–237
159. Schweiberer L, Eitel F (1977) Bone transplantation in animals and in man. In: Altmann HW, Büchner F, Cottier H et al. (Hrsg) Entwicklung, Wachstum, Geschwülste. – Geschwülste/Tumors II. Springer, Berlin Heidelberg New York (Handbuch der allgemeinen Pathologie, Bd 6/6, S 617–654)
160. Schweiberer L, Dambe LT, Eitel F, Klapp F (1974) Revaskularisation der Tibia nach konservativer und operativer Frakturbehandlung. Unfallheilkunde 119:18–26
161. Schweikert C (1973) Postoperative Knocheninfektionen nach Nagelung und Fremdkörpertransplantaten (Kongreßbericht). Langenbecks Arch Chir 334:515–520
162. Sedlin ED, Fleming JL (1963) Epidermoid carcinoma arising in chronic osteomyelitis foci. J Bone Joint Surg [Am] 45:827–838
163. Siebenmann R (1970) Die Osteomyelitis aus der Sicht des Pathologen. Z Kinderchir [Suppl] 8:10–25

164. Slusher E (1970) Epidermoid carcinoma in chronic osteomyelitis. J Ky Med Assoc 68:357–361
165. Soeder H, Rehn J (1976) Die Spätkomplikationen der posttraumatischen Osteomyelitis. Unfallheilkunde 79:157–163
166. Staemmler M, Eylau O (1953) Trauma und Osteomyelitis. Hefte Unfallheilkd 44:65–79
167. Stein F (1972) Die pathologische Anatomie der Transplantate. In: Gorbandt E, Gabka J, Berndorfer A (Hrsg) Handbuch der plastischen Chirurgie, Bd 1/2. De Gruyter, Berlin New York
168. Steinmann F (1912) Die Nagelextension der Knochenbrüche. Neue Dtsch. Chirurgie, Bd 1. Enke, Stuttgart
169. Stephen J, Pietrowski RH (1981) Bacterial toxins. Nelson, Walton-on-Thames Surrey
170. Sternberg C (1928) Lehrbuch der allgemeinen Pathologie und der pathologischen Anatomie. Vogel, Leipzig
171. Stuhler T, Stankovic P, Nichterlein G (1978) Posttraumatische Osteomyelitis. Orthop Praxis 14:786–788
172. Stürmer KM (1979) Vollautomatische Herstellung von Knochenschliffen bei exakter Dickeneinstellung. Acta Anat (Basel) 103:100–108
173. Stürmer KM, Schütte D, Hirche H, Brandt H, Schmit-Neuerburg KP, Linzenmeier G (1981) Mikrobiologische und histologische Untersuchungen über die Anreicherung des Antibiotikums Clindamycin in gesunden, infizierten und sequestrierten Knochen bei 41 Patienten. Unfallheilkunde 84:265–277
174. Szyszkowitz R (1973) Zur Problematik der Knochenzementimplantation. In: Cotta H, Schulitz KP (Hrsg) Der totale Hüftgelenksersatz. Thieme, Stuttgart
175. Tachdjian MO, Compere EL (1957) Postoperative wound infections in orthopaedic surgery. J Int Coll Surg 28:797
176. Thompson N (1977) Skin grafting on a dermal bed. Dermal overgrafting. In: Converse JM (ed) Reconstructive plastic surgery, 2nd edn. Saunders, Philadelphia London Toronto, pp 183–225
177. Thompson N (1977) Transplantation of dermis. In: Converse JM (ed) Reconstructive plastic surgery, 2nd edn. Saunders, Philadelphia London Toronto, pp 240–250
178. Trueta J (1963) Die drei Typen der akuten haematogenen Osteomyelitis. Schweiz Med Wochenschr 93:306–312
179. Trueta J, Cavadias AX (1955) Vascular changes caused by the Küntscher type of nailing. J Bone Joint Surg [Br] 37:492–505
180. Trueta J, Cavadias AX (1964) A study of the blood supply of the long bones. Surg Gynecol Obstet 118:485–498
181. Tscherne H (1969) Operative Frakturbehandlung. Langenbecks Arch Chir 324:348–382
182. Uebelhör A, Sossinka NP (1976) Die Behandlung infizierter Osteosynthesen mit Gentamycin-PMMA-Ketten und -Kugeln. Unfallchirurgie (Sonderheft) 26–29
183. Uehlinger E (1952) Entzündliche Knochenerkrankungen. In: Schinz HR, Baensch WE, Friedl E, Uehlinger E (Hrsg) Lehrbuch der Röntgendiagnostik, Bd 1, 5. Aufl. Thieme, Stuttgart
184. Uehlinger E (1970) Entzündliche Knochen- und Gelenkserkrankungen (ausschließlich Tuberkulose). Chirurg 41:193–198
185. Vasey HM (1971) L'infection postoperative dans un service d'orthopedie et de chirurgie de l'appareil moteur. Habilitationsschrift, Genf
186. Vishniavsky S (1970) Squamous cell carcinoma in sinus tract of chronic osteomyelitis. Va Med 97:645–650
187. Wachsmuth W, Hüner H (1968) Der Wandel im Krankheitsbild und Therapie der akuten hämatogenen Osteomyelitis. Langenbecks Arch Chir 320:179–197
188. Wahlig H, Bergmann R, Dingeldein E, Reuss K (1976) Experimentelle Untersuchungen mit Gentamycin-PMMA-Kugeln. Unfallchirurgie (Sonderheft) 4–7

189. Walcher K, Lüdinghausen M von (1975) Indikation, Technik und Histologie der Verbundosteosynthese zur Frakturbehandlung alter Menschen. Orthopäde 4:149–158
190. Waldvogel FA, Medoff G, Swartz MN (1971) Osteomyelitis. Thomas, Springfield Illinois
191. Walther D (1976) Histologische Untersuchungen nach Implantation von Gentamycin-PMMA-Kugeln bei chronischer Osteomyelitis. Unfallchirurgie (Sonderheft) 11–12
192. Weber GB, Cech O (1973) Pseudarthrosen. Huber, Bern Stuttgart Wien
193. Weinstein RA, Kabins SA, Nathan C, Sweeney HM, Jaffe HW, Cohen S (1982) Gentamycin-resistant staphylococci as Hospital Flora. Epidemiology and resistance plasmids. J Infect Dis 143:374–382
194. Willenegger H (1973) Therapie der traumatischen Osteomyelitis (Kongreßbericht 1973). Langenbecks Arch Chir 334:529–535
195. Wittmann DH, Schimmel G, Seidel H (1978) Langzeittherapie mit Cephalexin in der Behandlung der chronischen Osteomyelitis. Knochenspiegelbestimmungen beim Menschen. Therapiewoche 28:8946–8956
196. Wolff K (1975) Die Pathologie der Haut. In: Büchner F, Grundmann E (Hrsg) Spezielle Pathologie, 5. Aufl. Urban & Schwarzenberg, München Berlin Wien
197. Yaghmai J (1979) Angiography of bone and soft tissue lesions. Springer, Berlin Heidelberg New York
198. Ziegler E (1982) Lehrbuch der speziellen Pathologischen Anatomie. Fischer, Jena

Sachverzeichnis

Angiographie 9 ff.
—, Fehlermöglichkeiten 10
—, Kontrastmittel 10
—, Methodik 9 ff.

Differentialinterferenz-
  kontrastmikroskopie 9

Epoquick 9
exogen-posttraumatische Osteomyelitis
  s. posttraumatische Osteomyelitis
exogen-fortgeleitete Osteomyelitis
  s. fortgeleitete Osteomyelitis

Knochenentkalkung 9
—, Methodik 9
—, Vergleich der unterschiedlichen
  Methoden 11

Mikroradiographie 9

Osteomyelitis, akute posttraumatische,
  angiologische Befunde 13 ff.
—, — —, Arteriitis, sekundäre 15 ff., 31,
  91
—, — —, makroskopische Befunde 13 f.
—, — —, mikroskopische Befunde 13 f.
—, — —, Seltenheit der 13, 94
Osteomyelitis, chronische posttraumatische Abszesse 20, 88, 102 f.
—, — —, aggressive Form 71 f., 76, 79,
  81 f., 84 f., 88 f., 91, 95 f., 101 f., 104 f.
—, — — Altersverteilung 67, 68, 69, 97
—, — — Amputation 73, 76, 100
—, — — Amputationsstumpf-
  osteomyelitis 45 f., 90, 104
—, — — —, Bedeutung für Chronizität
  90, 104
—, — — —, Häufigkeit der 45
—, — — —, histologische Formen 45
—, — — —, Pathogenese der 45
—, — — Amyloidose 55, 57
—, — — angiologische Befunde 28 ff.,
  104

—, — —, Anteil an allen Knochen-
  operationen 1
—, — —, — zu Kriegszeiten 1
—, — —, — im Obduktionsgut 1
—, — —, Arbeitsunfall 69, 74, 78 f., 80,
  97
—, — —, Arteriitis, sekundäre 30, 91 f.,
  104
—, — — Arteriosklerose und 28, 91,
  94, 106
—, — — Arthrodese 75, 76
—, — —, Bakterienkolonien 10 ff., 103
—, — — Bakteriologie 101
  s. auch Chronizität — Statistische
  Untersuchungen — Erreger
—, — —, Blutungen 52
—, — — Bohrlochosteomyelitis 42, 90,
  104
—, — —, —, Bedeutung für Chronizität
  90, 104
—, — —, —, Formen der 42
—, — —, —, Häufigkeit 42
—, — — Chronizität, statistische Unter-
  suchungen 67—87
—, — — —, — —, Altersverteilung 67 ff.
—, — — —, — —, Art der Fraktur 68,
  70, 77 f., 80 ff., 101
—, — — —, — —, Art des Unfalls 68 f.,
  75, 77, 79, 100
  s. auch Art des Traumas
—, — — —, — —, Art des Traumas 97
—, — — —, — —, Erreger 71 f., 77, 79,
  80, 83, 85 f.
—, — — —, — —, Geschlechtsverteilung
  68
—, — — —, — —, histologische Formen
  71 f., 75, 78 f., 81 f., 84 f., 98, 101
—, — — —, — —, histologische Verläufe
  75, 77, 83, 85, 87, 89, 100 f.
—, — — —, — —, Komplikationen 75,
  76, 85, 89
—, — — —, — —, Lokalisation 73, 75,
  100, 101
—, — — —, — —, Manifestationszeit
  70 f., 77 f., 80 f., 84 f., 87, 101
—, — — —, — —, Zeitpunkt der Op. 70,
  83
—, — — —, Ursachen der 67—92
—, — —, Debridement 95, 98

Osteomyelitis, chronische posttraumatische Druckplattenosteosynthese 35, 36, 89, 94, 103
—, — —, Eigenblutantibiotikaplombe 58
—, — —, Einteilung, histologische 23 ff.
—, — —, —, —, Bedeutung der 35 ff.
—, — —, Endoprothese 75
s. auch —, — — Totalendoprothese
—, — —, Enterobakter 72
—, — —, Enterokokken 72
—, — —, Epiphysenfuge, Beeinflussung der 50, 51
—, — —, Escherichia coli 72, 80, 99
—, — — Fraktur, geschlossener, nach 70, 78, 80 f., 82 f., 98
—, — — —, offener, nach 70, 78, 80 f., 82 f., 98
—, — — —, pathologische 51
—, — — Friedensverletzungen 97
—, — — Gelenkbeteiligung 49
—, — — —, Pathogenese 50
—, — — Gentamycin-PMMA-Kugeln 57, 58
—, — — —, histologische Befunde 57, 58
—, — — Geschlechtsverteilung 68, 97
—, — —, histologischer Aufbau 19 ff.
—, — —, histologische Formen
s. Chronizität — Statistische Untersuchungen
—, — —, histologischer Typ 102
s. auch Chronizität — Statistische Untersuchungen — Histologische Form
—, — —, Höhle 89, 95, 102
—, — —, Höhlenbildung 20, 87
s. auch Höhle
—, — —, „Hospitalkeime" 102
—, — — Hyperplasie, gutartige, der Epidermis 53, 90
—, — — Instabilität 90, 103
—, — — Klebsiella sp. 72, 80, 99
—, — — Knochenauflockerung 22, 24
—, — — Knochennekrosen 22, 88, 90 ff., 104
—, — — —, Entstehung 28
—, — — Knochensequester 105
—, — — Knochenveränderungen, altersbedingte 93
—, — — Komplikationen 48—57, 75 f., 85, 89, 103
—, — — —, allgemeine 55—57
—, — — —, lokale 48—55
—, — — Kriegsverletzung 69, 97
—, — —, Lebensalter 75 ff., 100
s. auch Chronizität — Statistische Untersuchungen — Altersverteilung
—, — — lokale Behandlung 57—65

—, — — Lokalisation, Femur 73, 74 f., 85, 99
—, — — —, Humerus 74
—, — — —, Hüftgelenk 73 ff., 85, 97, 99
—, — — —, Kniegelenk 75, 97
—, — — —, Sprunggelenk, oberes 73 f., 99
—, — — —, —, unteres 74
—, — — —, Tibia 73 ff., 99, 101
—, — — —, Unterarm 73 f., 99
—, — —, makroskopische Befunde 19 f.
—, — —, malignes fibröses Histiozytom nach 55
—, — — Manifestationszeit 70 f., 77 f., 80 ff., 84 ff., 87, 98
—, — —, mikroskopische Befunde 19 ff.
—, — — Mischform 72, 96
—, — — Mischinfektion 72, 80, 86, 89, 99, 102
—, — — Myositis ossificans 52
—, — — Narbenkarzinom 53—56, 90, 104
—, — —, —, angiologische Befunde 54 f.
—, — —, —, Expositionszeit 53
—, — —, —, Häufigkeit bei 53, 73
—, — —, —, Häufigkeit der Metastasen 53
—, — —, narbige Form 25, 27, 71 f., 76, 79, 81 f., 84 f., 88 f., 91, 95 f., 101, 104
—, — — Osteochondrodysplasie 46 f.
—, — — Osteogenesis imperfekta 46 f.
—, — — Osteosynthese (-operation) 98
s. auch —, — — Druckplattenosteosynthese
—, — —, pathologische Fraktur bei 51 f., 73, 76
—, — —, — —, Häufigkeit der verschiedenen histologischen Formen bei 51
—, — —, persistierende Form 25, 27, 71 f., 76, 79, 81 f., 84 f., 88 f., 91, 95 f., 104
—, — —, plasmazelluläre Form 41
—, — —, postosteosynthetisch 70
—, — —, Privatunfall 69, 74, 78 f.
—, — — Proteus sp. 72, 99
—, — — Pseudarthrose 48 f., 76, 90, 100, 103
—, — — —, Häufigkeit 48, 73
—, — — —, histologischer Aufbau 49
—, — — Pseudomonas aeruginosa 71 f., 79 f., 86, 89, 99
—, — — Refraktur s. auch pathologische Fraktur 89, 90, 100, 103
—, — —, röntgenologische Befunde 24 ff.
—, — — Sarkom 55
—, — — Septikopyämie 57, 75 f.

Osteomyelitis, chronische posttraumatische Sequester 23, 88, 90
—, — —, Serratia marescens 7
—, — — Sklerosierung 22, 24, 89
—, — —, Sonderformen 41—47
—, — — Spalthauttransplantation 64, 65
—, — — Spongiosatransplantation 58—64
—, — — —, Autologe 58—63
—, — — — im Infekt 63
—, — — —, Einheilung 59—63
—, — — —, Homologe 64
—, — — Spongiosierung 22, 24, 89, 94, 103
—, — — — durch Druckplattenosteosynthese 89, 94, 103
—, — —, Staphylococcus aureus 71f., 79f., 85f., 87, 89, 91, 99, 102f.
—, — —, Staphylococcus epidermidis 72, 99
—, — —, Staphylococcus pyogenes 72
—, — —, „steril" 72, 80, 85ff., 89, 102
—, — — Streptokokken, (hämolysierende) 72, 99
—, — —, Tierexperiment 93
—, — — Totalendoprothese 97, 99
—, — —, tumorförmige Form 46
—, — — Verbundosteosynthese 42
—, — — Verkehrsunfall 69, 74, 78ff., 95, 97
—, — — Verlaufskontrollen 37f.

—, — — —, klinisch-histologische 37ff.
—, — —, „Wildkeime" 102
—, Gesamtkollektiv, Anteil der verschiedenen Formen 7, 8
—, —, Lebensalter 7
—, —, Zusammensetzung des Untersuchungsgutes 8
Osteomyelitis, hämatogene 1, 2, 19, 96, 100
—, —, Anteil im Obduktionsgut 1
—, —, Ätiologie 2
—, —, Histologie 2
—, —, Knochennekrosen 96
—, —, Lokalisation 2
—, —, Mortalität 1
Osteomyelitis, fortgeleitete, Ätiologie 2
—, —, Histologie 2
—, —, Lokalisation 2
—, —, Häufigkeit 1, 8
—, Subakute posttraumatische 19
Osteoporose 93, 94

Statistik 11f.
—, Chi-Quadrat-Methode 12
—, Lochkarten 12
Stromumkehr 30, 32, 94

Verlaufsbeobachtungen
s. auch Verlaufskontrollen 95f.
Vitalität des Knochengewebes 20

Hefte zur Unfallheilkunde

Beihefte zur Zeitschrift „Der Unfallchirurg" Herausgeber: J. Rehn, L. Schweiberer, H. Tscherne

156. Heft:
Der Schock
Hypovolämisch-traumatischer und septischer Schock
18. Jahrestagung der Österreichischen Gesellschaft für Unfallchirurgie gemeinsam mit der Österreichischen Gesellschaft für Anästhesiologie, Reanimation und Intensivtherapie
30. September bis 2. Oktober 1982, Salzburg
Kongreßbericht im Auftrag der Vorstände zusammengestellt von G. Schlag
1983. 247 Abbildungen. XXIII, 590 Seiten
Broschiert DM 112,-. ISBN 3-540-12579-5

157. Heft:
16. Tagung der Österreichischen Gesellschaft für Unfallchirurgie
3. bis 4. Oktober 1980, Salzburg
Kongreßbericht im Auftrag des Vorstandes zusammengestellt von J. Poigenfürst
1982. 196 Abbildungen. XXII, 416 Seiten
Broschiert DM 128,-. ISBN 3-540-11387-8

158. Heft:
45. Jahrestagung der Deutschen Gesellschaft für Unfallheilkunde e.V.
22. bis 25. November 1981, Berlin
Kongreßbericht im Auftrag des Vorstandes zusammengestellt von A. Pannike
1982. 289 Abbildungen. XXVI, 754 Seiten
Broschiert DM 168,-. ISBN 3-540-11718-0

159. Heft: B. Helpap
Die lokale Gewebsverbrennung
Folgen der Thermochirurgie
1983. 46 Abbildungen. X, 90 Seiten
Broschiert DM 36,-. ISBN 3-540-11891-8

160. Heft:
Verletzungen des Schultergürtels
15. Reisensburger Workshop zu Ehren von M. Allgöwer
18. bis 20. Februar 1982
Herausgeber: C. Burri, A. Rüter
Unter Mitarbeit zahlreicher Fachwissenschaftler
1982. 194 Abbildungen. XV, 284 Seiten
Broschiert DM 169,-. ISBN 3-540-11767-9

161. Heft:
Die Verriegelungsnagelung
3. Internationales Verriegelungsnagel-Symposium
2. und 3. April 1982, Frankfurt/Main
Herausgeber: J. Mockwitz, H. Contzen
1983. 107 Abbildungen. XII, 190 Seiten
Broschiert DM 78,-. ISBN 3-540-12009-2

162. Heft:
Fraktur und Weichteilschaden
28. Hannoversches Unfallseminar
7. November 1981
Herausgeber: H. Tscherne, L. Gotzen
Unter Mitarbeit zahlreicher Fachwissenschaftler
1983. 104 Abbildungen. IX, 160 Seiten
Broschiert DM 78,-. ISBN 3-540-12095-5

163. Heft:
4. Deutsch-Österreichisch-Schweizerische Unfalltagung in Lausanne
8. bis 11. Juni 1983
47. Jahrestagung der Deutschen Gesellschaft für Unfallheilkunde e.V.
19. Jahrestagung der Österreichischen Gesellschaft für Unfallchirurgie
69. Jahrestagung der Schweizerischen Gesellschaft für Unfallmedizin und Berufskrankheiten
Kongreßbericht zusammengestellt von U. Heim, J. Poigenfürst, C. Burri
1984. 111 Abbildungen. XXVI, 401 Seiten
Broschiert DM 136,-. ISBN 3-540-12603-1

164. Heft:
46. Jahrestagung der Deutschen Gesellschaft für Unfallheilkunde e.V.
28. November bis 1. Dezember 1982, Berlin
Kongreßbericht im Auftrag des Vorstandes zusammengestellt von A. Pannike
1984. 293 Abbildungen. XXXIV, 777 Seiten
Broschiert DM 198,-. ISBN 3-540-12604-X

Springer-Verlag
Berlin Heidelberg
New York Tokyo

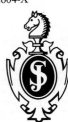

Hefte zur Unfallheilkunde

Beihefte zur Zeitschrift „Der Unfallchirurg" Herausgeber: J. Rehn, L. Schweiberer, H. Tscherne

165. Heft:
**Experimentelle Traumatologie
Neue klinische Erfahrungen**
Forumband der 4. Deutsch-Österreichisch-
Schweizerischen Unfalltagung in Lausanne,
8. bis 11. Juni 1983
Herausgeber: C. Burri, U. Heim, J. Poigenfürst
1983. 74 Abbildungen. XVII, 307 Seiten
Broschiert DM 88,-. ISBN 3-540-12460-8

166. Heft: L. v. Laer
Skelett-Traumata im Wachstumsalter
1984. 49 Abbildungen. VIII, 84 Seiten
Broschiert DM 42,-. ISBN 3-540-12605-8

167. Heft:
Bandverletzungen des Kniegelenkes
17. Jahrestagung der Österreichischen Gesellschaft
für Unfallchirurgie
1. bis 3. Oktober 1981, Salzburg
Kongreßbericht im Auftrage des Vorstands zusammengestellt von H. Frick
1984. 201 Abbildungen. XXI, 480 Seiten
Broschiert DM 128,-. ISBN 3-540-12606-6

168. Heft: B. Landsleitner
Klinische Replantationschirurgie
Tierexperimentelle Untersuchungen über mikrovaskuläre Interponate
1985. 66 Abbildungen, 21 Tabellen.
IX, 116 Seiten
Broschiert DM 68,-. ISBN 3-540-13220-1

169. Heft: V. Echtermeyer
Das Kompartment-Syndrom
Diagnostik und Therapie
Eine klinische und tierexperimentelle Studie
Geleitwort von H. Tscherne
1985. 71 Abbildungen. XI, 120 Seiten
Broschiert DM 64,-. ISBN 3-540-15023-4

170. Heft:
**Posttraumatische Schäden
des Schultergürtels**
17. Reisensburger Workshop zu Ehren von
M. E. Müller und J. Rehn, 3. bis 5. März 1983
Herausgeber: C. Burri, A. Rüter
1984. 86 Abbildungen. XV, 236 Seiten
Broschiert DM 98,-. ISBN 3-540-12970-7

171. Heft: D. Otte, E.-G. Suren
Der Fahrradunfall
Eine verkehrsmedizinisch-technische Analyse
1985. 39 Abbildungen, 39 Tabellen.
Etwa 100 Seiten. Broschiert DM 55,-
ISBN 3-540-15752-2

172. Heft:
Bandersatz mit Kohlenstoffasern
Herausgeber: C. Burri, L. Claes, G. Helbing
1985. 149 Abbildungen. VII, 158 Seiten
Broschiert DM 98,-. ISBN 3-540-15432-9

173. Heft: K.-G. Kunze
Die Durchblutung der Knochen
Eine tierexperimentelle Studie zur Durchblutung
der Knochen unter verschiedenen Bedingungen
1985. 52 Abbildungen, 30 Tabellen. VII, 104 Seiten
Broschiert DM 56,-. ISBN 3-540-15433-7

174. Heft:
**48. Jahrestagung der Deutschen
Gesellschaft für Unfallheilkunde e.V.
14.–17. November 1984, Berlin**
Kongreßbericht im Auftrage des Vorstandes
zusammengestellt von A. Pannike
1985. Etwa 760 Seiten. Broschiert DM 236,-
ISBN 3-540-15814-6

175. Heft: K. E. Rehm
**Die Osteosynthese
der Thoraxwandinstabilitäten**
1986. 109 Abbildungen, 44 Tabellen.
Etwa 176 Seiten. Broschiert DM 86,-
ISBN 3-540-15932-0

Preisänderungen vorbehalten

Springer-Verlag
Berlin
Heidelberg
New York
Tokyo

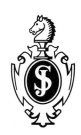